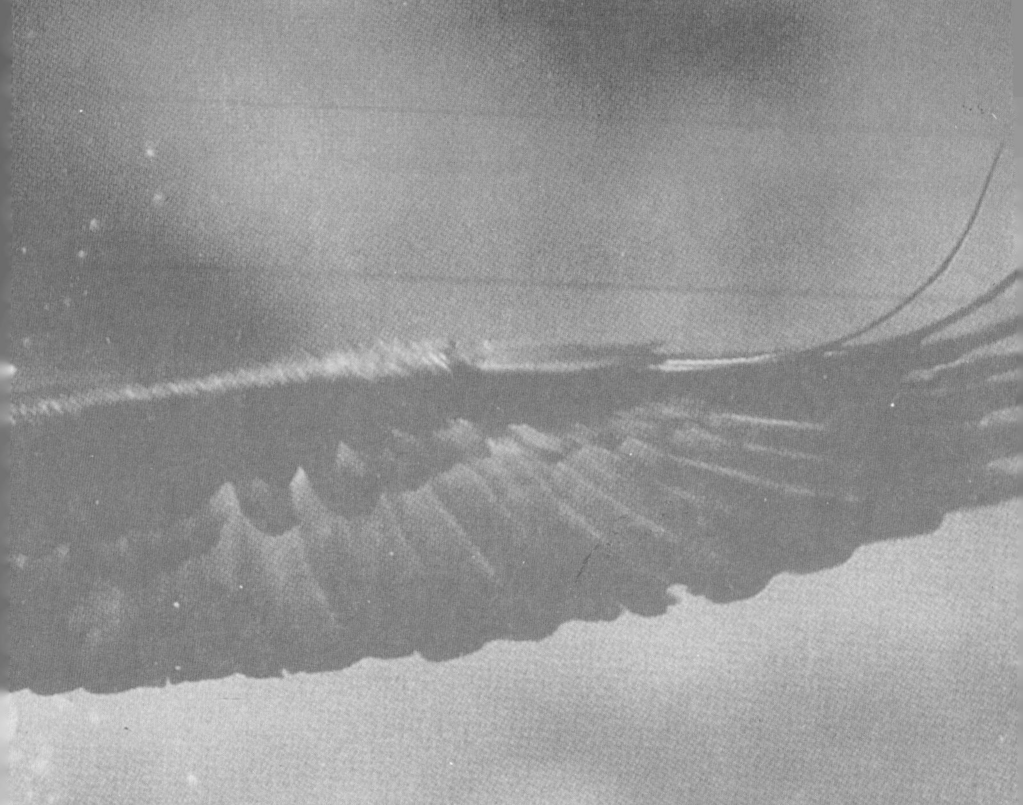

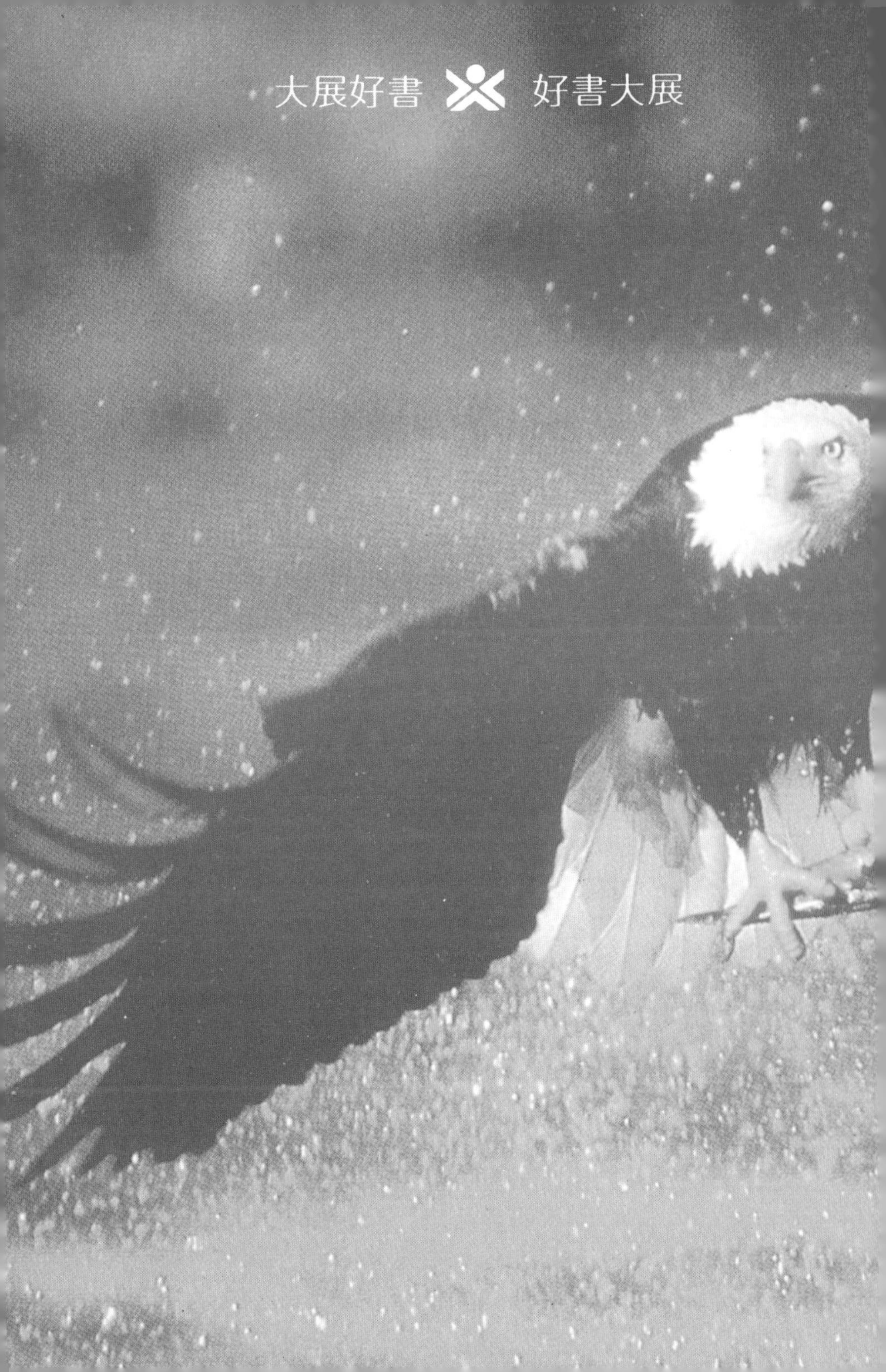
大展好書 好書大展

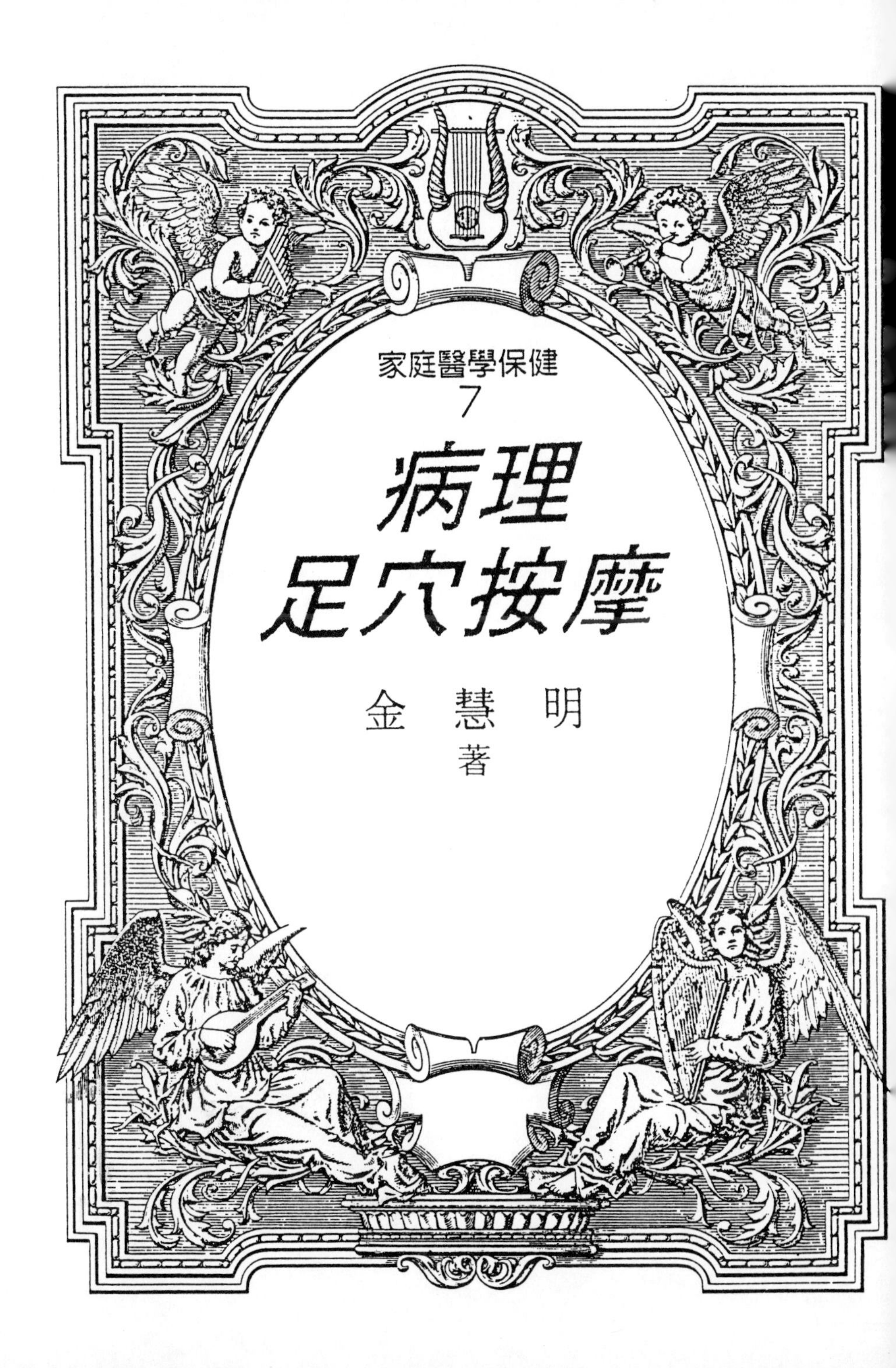

家庭醫學保健

7

病理足穴按摩

金慧明 著

內容提要

金慧明醫生是我國從事足穴按摩療法較早的專家之一。十八年的臨床實踐，形成了具有自己獨特風格和特色的傳統中醫足穴按摩療法，在西亞，他的療法被稱為金氏反射療法。

作者以中醫的臟腑經絡學說及現代全息理論為指導，對人體足部各系統反射區的劃分與定位，對足穴按摩療法的診斷與手法都作了詳細介紹。

重點論述了近百種常見病的足穴按摩療法，此書兼具有較高的臨床實用性和自我保健性。

前言

足穴按摩源於古代中國，這在《黃帝內經》、《素女真經》等醫學著作中均有記載。此法自唐代傳至日本，清末開始傳往歐美。在中國，由於歷史原因它卻逐漸萎縮，致使這種既能治病又能保健，俗稱「摸腳診病、按腳治病、乾洗腳養生」的方法，散落民間被排斥出正統醫學之外。

一九一七年，美國醫生威廉・菲德爾特以西洋醫學的觀點和方法對足部按摩法進行研究整理，並發表了《區域療法》專著以後，此法逐漸引起歐美等國醫學界的重視，相繼出版了多種專著。近二十年來，這些專著已在世界上四十多個國家流行，各種學會、研究會、醫療保健中心等組織紛紛成立，形成了幾個流派，其中有側重療法的，也有側重於保健的。

我是一個內科醫生，自一九五四年一直從事內科臨床工作。一九八〇年出於對治療方法的求索，我開始學習研究國內外各種有關於足穴按摩的文獻資料，又經三年對部份病人臨床驗證後，於一九八三年創建了足穴按摩專科門診。十年來，每年都有上萬人次的各種病人就診，取得了較理想的效果。在臨床實踐中，我借助於中醫學和三十多年中西醫結合的經驗，逐步將中醫基本理論和診療方法，應用到足穴按摩中來。

在足穴按摩中，我們之所以強調對中醫理論和方法的應用，這並非醫學技術的沙文主義，也不是薄今厚古，而是因為足穴按摩具有良好的中西結合的條件，其治病和養生，針對的是功能的調節，也就是中醫所說的「證」，而不是單純針對「病灶」。

它是根據腳上的局部表現來體查臟腑的功能狀態，符合中醫的「臟象論」；根據腳部各個器官的反射穴區辨證施治，依據手感運用各種手法同病異治、異病同治，區別對待，使之最大限度地提高醫療效果。

近兩年來我接到國內外讀者很多來信，希望我能應用中醫理論方法，對足穴按摩的情況作更多的闡述和介紹。

此次乘人民體育出版社及日本棒球雜誌社出版此書的機會，

我寫了這本小册子，以饗讀者。一方面向國內及日本朋友們介紹當前中國足穴按摩中西醫結合的情況，另一方面也是對國內外朋友們的一個答覆。

足穴按摩既能治病又能保健，無需設備，簡單易學，有效而無副作用，是一個很好的非藥性治病養生法，具有很大的開發潛力。我所採用的一些方法，只是一家之說，希望國內外同仁在臨床實踐中不斷豐富，發展這一具有中國特色的治病養生的理論方法，使之更好地為人類健康造福。

值此書出版之際，謹向給予大力支持並協助的各位領導、同行以及人民體育出版社致以謝意。

由於編寫倉促，錯漏之處，務請各位專家和同行斧正。

金慧明

於北京

目錄

第三章　足部各系統反射區的劃分與定位

第四章　足穴按摩療法的診斷與手法治療

第五章 常見病的足穴按摩治療

第六章 常見疾病應用穴區參考

脚底反射區（左脚）

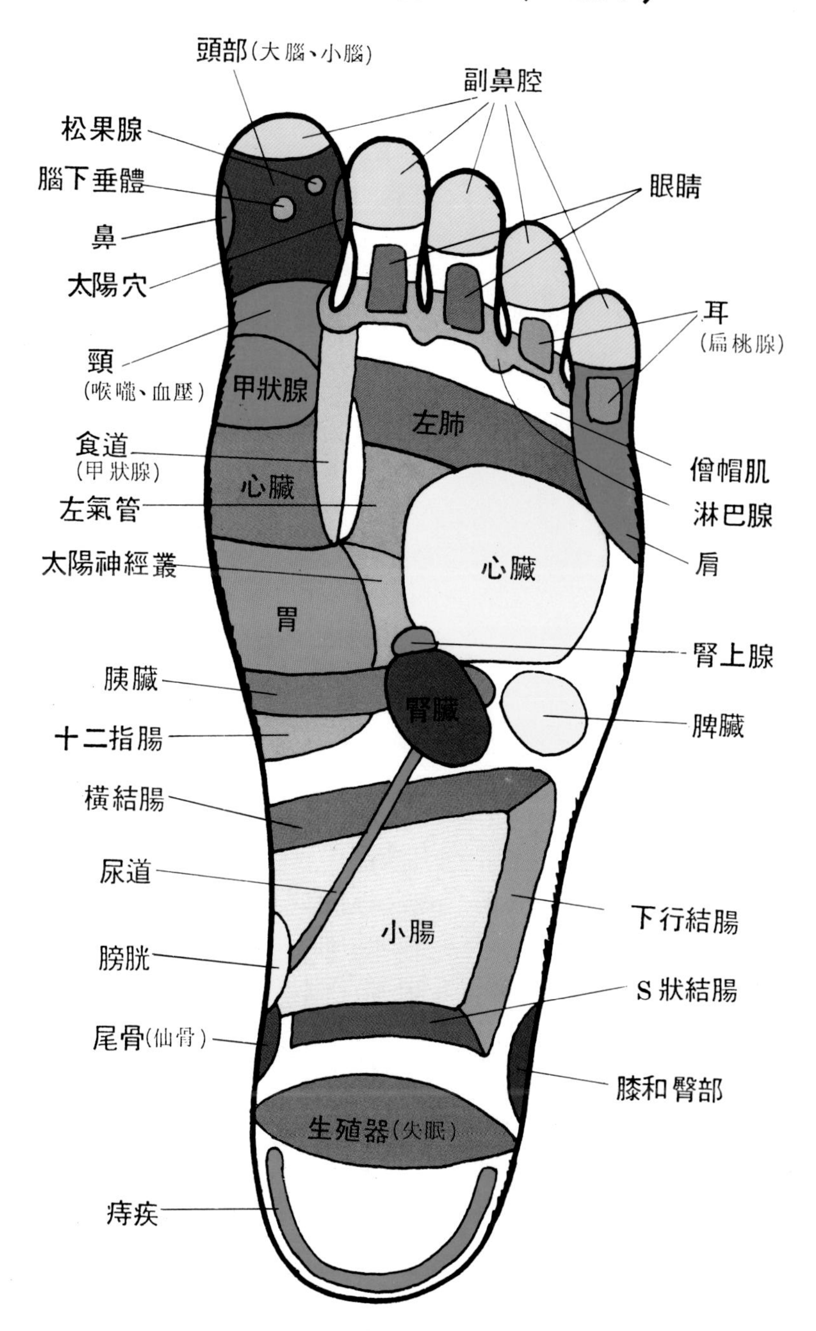

頭部(大腦、小腦)
副鼻腔
松果腺
腦下垂體
鼻
太陽穴
眼睛
耳
(扁桃腺)
頸
(喉嚨、血壓)
甲狀腺
左肺
食道
(甲狀腺)
心臟
左氣管
僧帽肌
淋巴腺
肩
太陽神經叢
心臟
胃
腎上腺
胰臟
腎臟
脾臟
十二指腸
橫結腸
尿道
下行結腸
小腸
膀胱
S狀結腸
尾骨(仙骨)
膝和臀部
生殖器(失眠)
痔疾

脚底反射區（右脚）

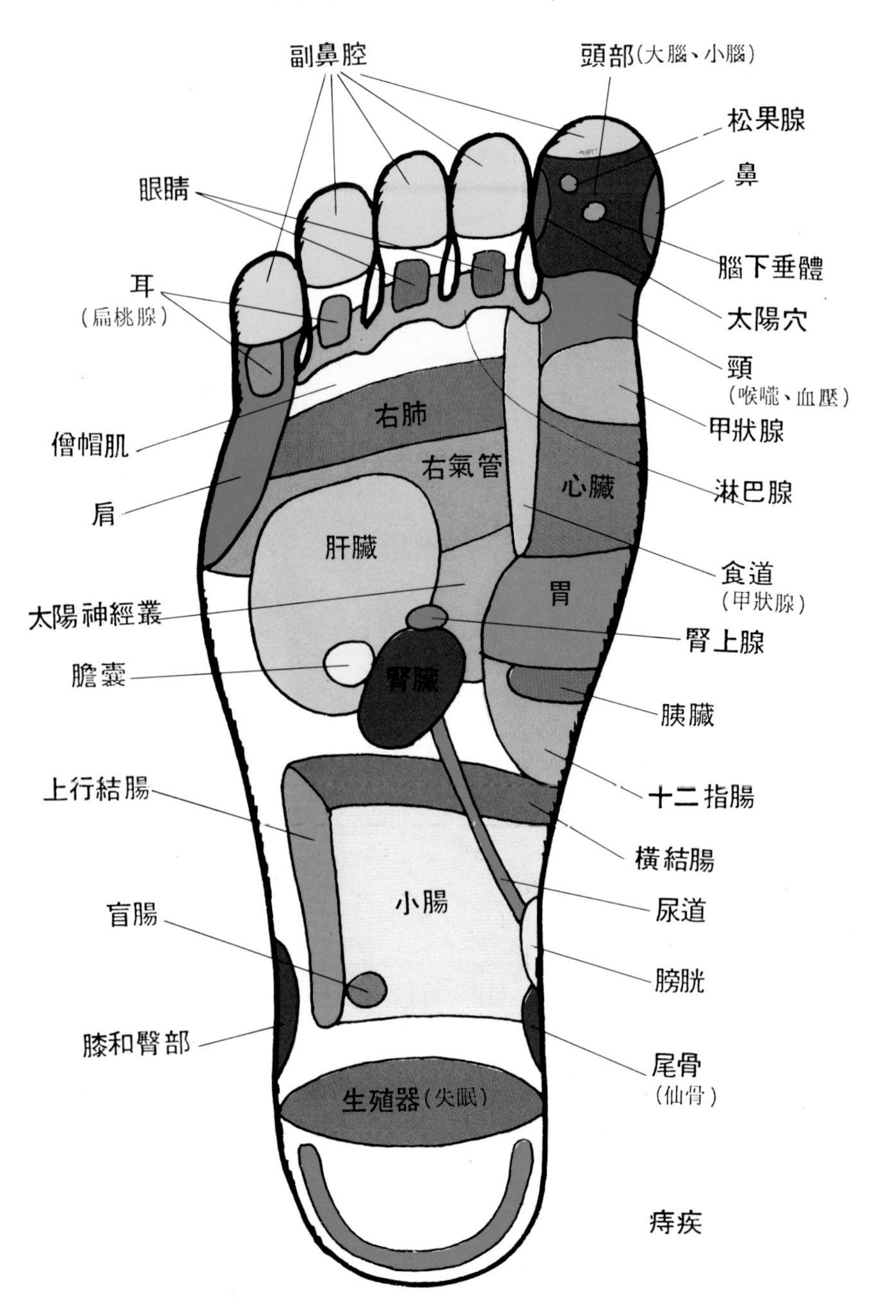
副鼻腔
頭部（大腦、小腦）
松果腺
鼻
眼睛
腦下垂體
耳
（扁桃腺）
太陽穴
頸
（喉嚨、血壓）
甲狀腺
右肺
僧帽肌
右氣管
淋巴腺
心臟
肩
肝臟
食道
（甲狀腺）
胃
太陽神經叢
腎上腺
膽囊
腎臟
胰臟
十二指腸
上行結腸
橫結腸
小腸
尿道
盲腸
膀胱
膝和臀部
尾骨
（仙骨）
生殖器（失眠）
痔疾

脚的反射區(內側)

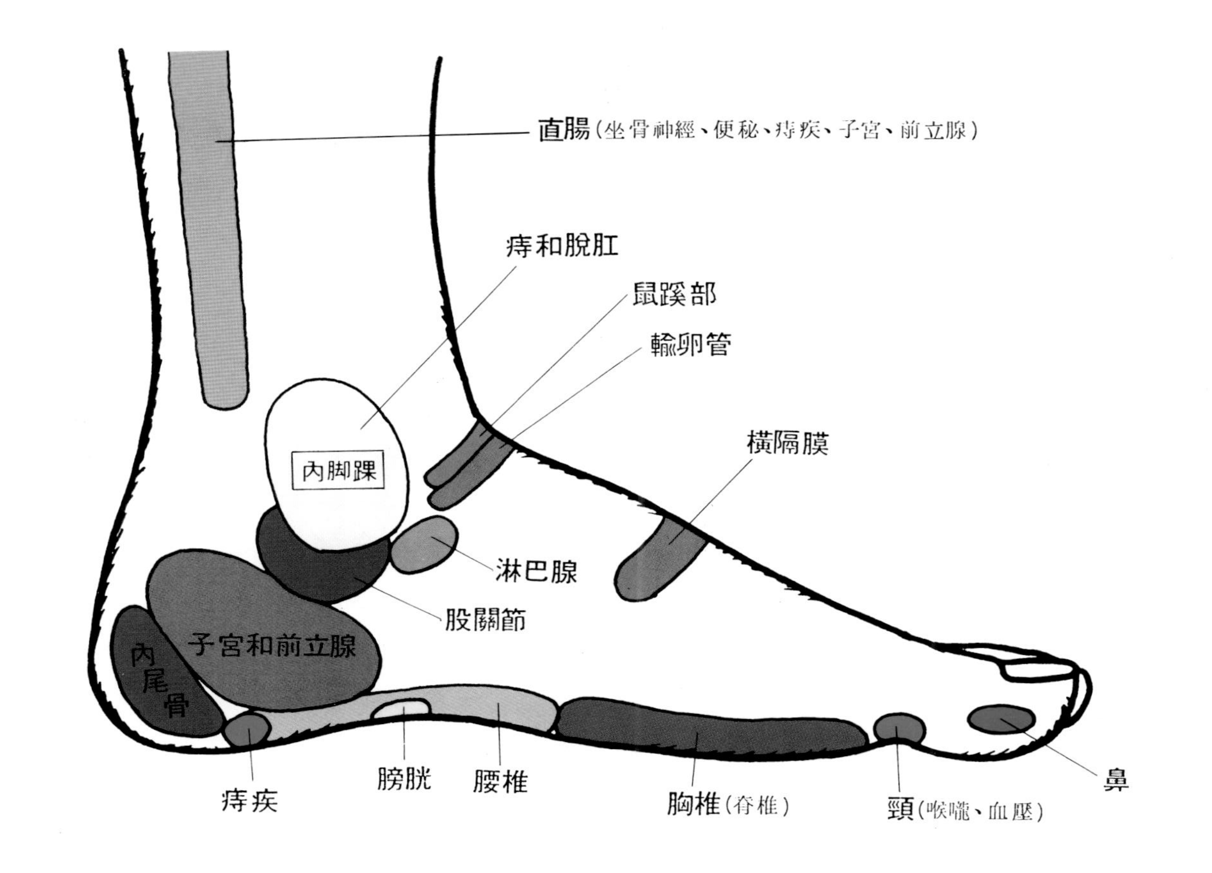
直腸(坐骨神經、便秘、痔疾、子宮、前立腺)
痔和脫肛
鼠蹊部
輸卵管
橫隔膜
內脚踝
淋巴腺
股關節
子宮和前立腺
內尾骨
痔疾
膀胱
腰椎
胸椎(脊椎)
頸(喉嚨、血壓)
鼻

脚的反射區(外側)

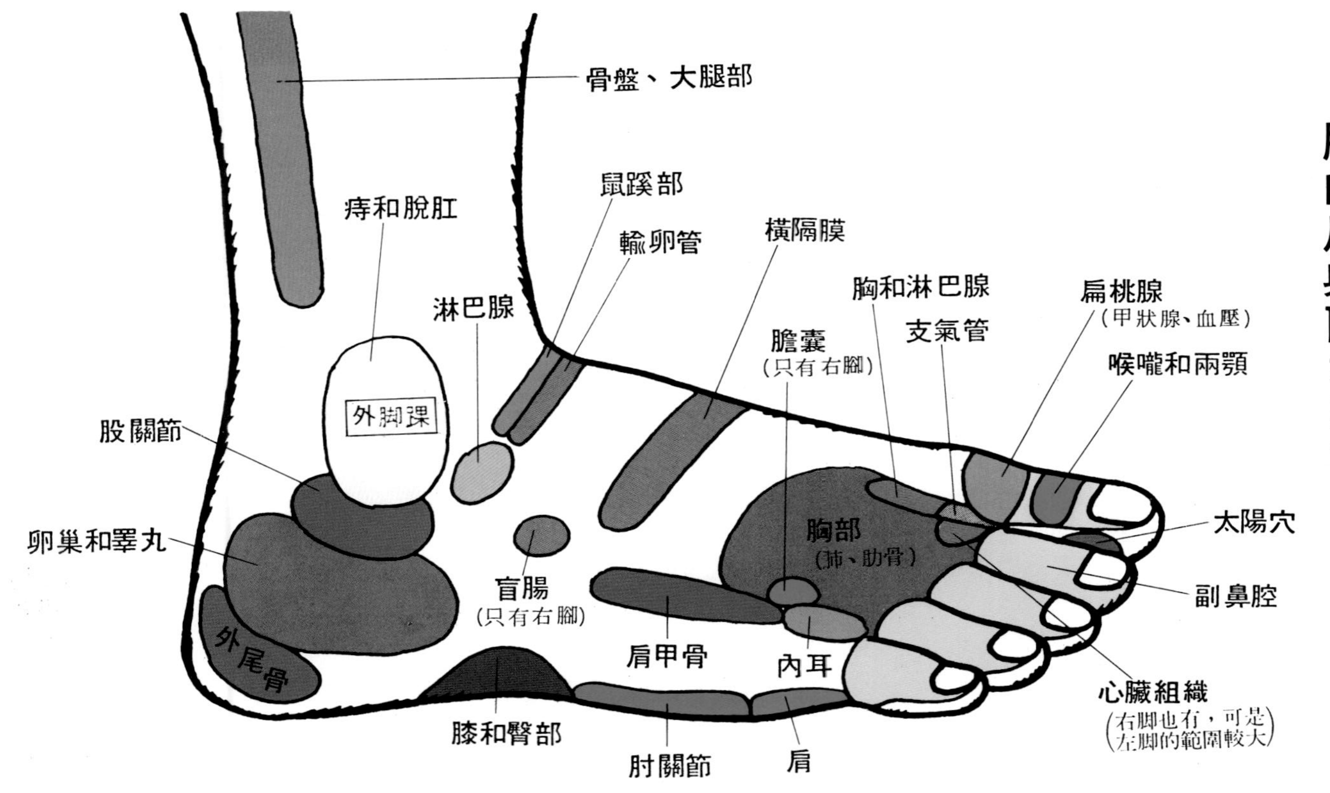
骨盤、大腿部
痔和脫肛
鼠蹊部
輸卵管
橫隔膜
淋巴腺
外脚課
股關節
卵巢和睪丸
外尾骨
盲腸
(只有右腳)
膝和臀部
肩甲骨
肘關節
內耳
肩
膽囊
(只有右腳)
胸部
(肺、肋骨)
胸和淋巴腺
支氣管
扁桃腺
(甲狀腺、血壓)
喉嚨和兩顎
太陽穴
副鼻腔
心臟組織
(右脚也有，可是左脚的範圍較大)

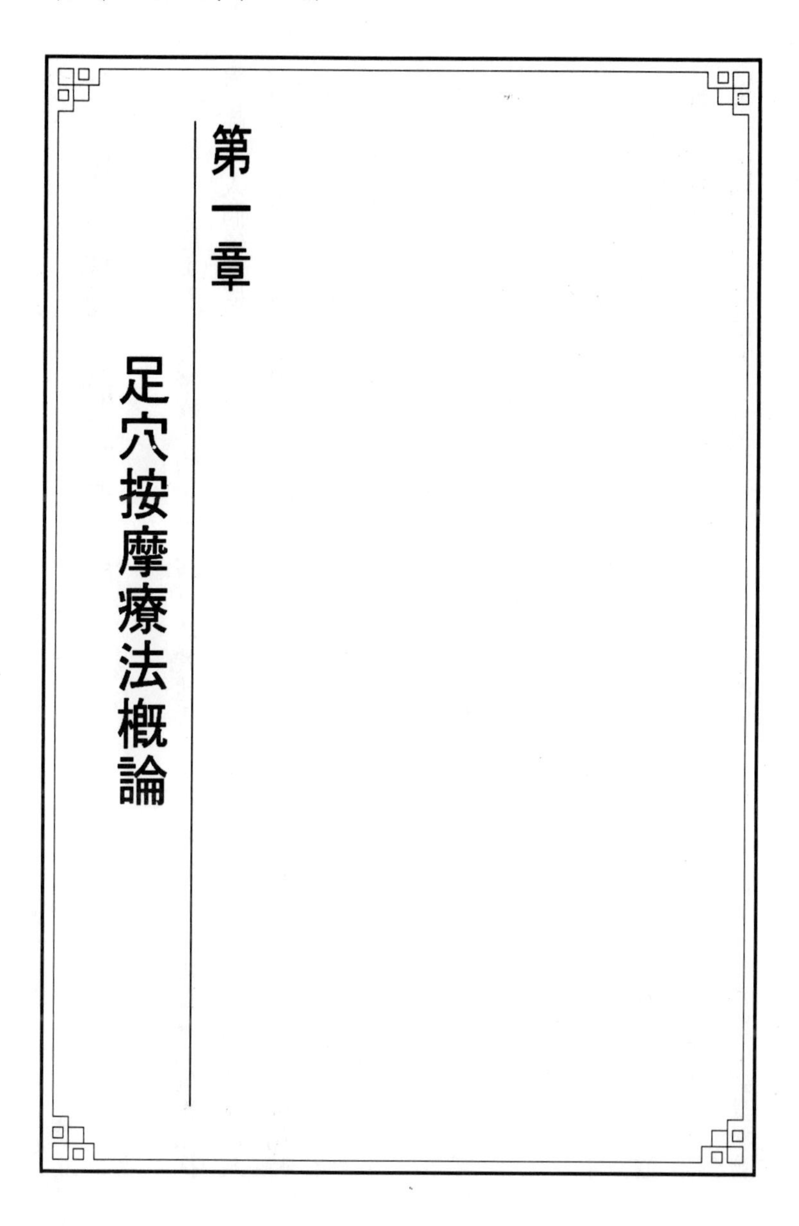

第一章　足穴按摩療法概論

一、足穴按摩的起源與發展

從醫學發展來看，按摩療法的起源遠遠早於其他療法。在古代，為躲避猛獸的傷害和採集食物，人們住在樹上，每天要跳上跳下，攀登無數次，這就難免被扭傷、撞傷，使身體某一局部產生疼痛。疼痛使得原始人本能地用手撫摩，使疼痛有所減輕和消除。如踝部受傷時，人們用雙手捏住踝部會覺得疼痛減輕；勞累之後，往往也會不知不覺地按揉足掌、捏足背。如此反覆多次，使人們認識到在足部的不同部位按摩，能夠解除不同部位的疼痛，於是，逐漸形成了足的按摩療法，並由此而發展為足針療法、腕踝針療法、足的灸法等。

在目前所能見到的專著中，學者一致認為足穴按摩法起源於古代中國。摸腳診病、按腳治病之法，不但在中國民間廣為流傳，而且也有文字記載。

根據《史記》記載，上古黃帝時代，有位高明醫家叫俞跗，俞與愈通用，跗就是足背，意思是摸腳治病的醫生，俞跗可謂是足部按摩的鼻祖了。

此外，在《黃帝內經．足心篇》有足按摩的記述；《素女真經》中有「觀趾法」的記述；在《華佗密笈》中也有更多的記載，並稱此法為足心道，從上所述，我們可以看到在漢代前後，中國民間就廣泛流行著按腳治病、摸腳診病的方法。但是，由於中國長期受封建社會意識形態、禮儀風俗的影響，特別是宋代以後，人們的腳都藏而不露，尤其是婦女的腳更是摸不得的。醫生階層大多人士，也不大應用摸腳診病了。因此，中醫學古代應用的「三部九候」診查法的摸腳部份（太衝候肝氣，跗陽候胃氣、太溪候腎氣等）也久已廢除不用了。摸腳診病、按腳治病這門學科，漸漸萎縮而被斥於正統醫學之外，致使現代中國通曉此法並掌握應用者就不多了。

唐朝，足穴按摩是由中國傳入日本，稱為《足心道》。此法隨著新醫學的發展而不斷流傳、發展。

本世記初，足穴療法通過歐美在中國的教會及其所屬的一些醫學機構傳往歐美。

一九一七年，多年研究足穴療法的美國醫生威廉亨利霍普・菲茨杰拉德博士和埃德溫・鮑爾斯博士共同發表了專著「區域療法」。他們所確立的「區帶」和經絡毫無相同之處，不過，他們所確定的從人體中央左右垂直，各畫五條縱線，對以後足穴療法的「手足相關法」應用，有一定的貢獻。

一九九一年美國的喬治・斯塔爾懷特博士和約瑟夫・塞爾比賴利博士發表了《簡單的區帶療法》。三〇年代，美國印古哈姆女士，對「區帶療法」進行了深入的研究後，對足底的反射區和投影的臟器，作了進一步的描述，並且對手指的壓力和手法的應用理論也有了創新。一九三八年，她的著名著作《足的故事》一書出版，無疑對後來的足反射療法奠定了堅實的基礎。此後，她廣泛地宣傳和普及應用此療法，並開設講習班，推動以保健養生為目的的足部健康自我療法的實踐活動。

不少歐洲人在此之後，也對「區帶療法」產生濃厚的興趣。如德國人瑪魯卡多女士，她讀了《足的故事》一書後，親赴加拿大的多倫多市，求教於八十歲高齡的印古哈姆女士，並和她一起從事「足的反射療法」的研究和實踐活動，直到一九七四年印古哈姆逝世。

經過理論和臨床實踐，在《足的故事》一書基礎上，瑪魯卡多女士於一九七五年出版了專著《足反射療法》，截止到一九八六年，該書已重印十八次十萬册之多。此書第十五次印刷以後，人體反射圖被確定了下來。此外，她還創辦了「國際反射學研究所」並多次舉辦培訓班，日本吉元昭治先生就是在這裡學成後，並將上述專著譯成日文的。

與此同時，德籍瑞士人瑪薩福瑞女士，發表了關於足穴療法的德文專著。在台灣的瑞士籍人吳若石神父將此書譯成英文《未來的健康法》，李百齡女士根據此書英文版譯成中文，書名為《病理按摩》。

此外，在日本也出版不少此類書刊，如水野祥友郎先生的《人的足》，星虎男先生的《足穴的爽快法》，五十嵐康彥先生的《足底按摩法》，柴田和德先生的《足穴健康法》等。

綜上所述，足穴按摩源於古代中國，自唐代走出國門後，經歷了近千年的發展歷程，它在不斷豐富、發展自身的同時，博採衆長，廣泛吸收了世界各國醫學之精華，而世界各國的有關專家學者，對足穴按摩的研究、實踐，更使這一具有中國特色的治病養生方法得以普及、推廣、發展、提升。

從本世紀以來，足穴按摩法在歐洲、美國、日本、東南亞地區逐步流行開來，七十年代以後傳播速度加快，並呈方與未艾之勢。足穴按摩發展到今天已流派紛呈，就大範圍來講，可分為以保健為主「健康法」，和以治病為主的「足反射療法」兩大流派。足反射法這一流派在美國成立研究會已有一百年的歷史，德國的瑪魯卡多和日本的吉元昭治博士屬於這一大流派的代表。這一流派多以醫生為主，主要在醫院設科開展治療，其治療效果相當好。方法的基本點是有針對性地選擇反射區進行按摩，這是和健康法的不同之處。由於這一流派只在醫生中傳播，人數少，其社會影響不如「健康法」流派大。

「健康法」流派以瑞士人瑪薩福瑞的健康中心和台灣的若石健康法研究會為代表。該流派常以教會為基地，廣為傳播，人數多，社會影響大。在台灣若石健康法研究會目前在世界上已有四十多個分會。現在台灣、香港、澳門及東南亞地區所流行的腳部按摩方法，多是該研究會所傳播的。

在中國大陸，自八十年代初實行改革開放政策以來，國外有關足部按摩的專著和文獻資料，通過各種途徑傳播進來。一九八九年，台灣若石健康法研究會會長陳茂松、陳茂雄二位先生及香港分會會長陳中乾先生，多次來大陸辦講習班；一九八五年，日本醫生吉元昭治博士來中國講學，介紹了足反射療法。從此，足部按摩法加入了大陸多種養生保健法及治療的行列。

不少醫務工作者把這些新的東西揉進了自己的醫療方法之中；也有人把中國醫學的基本思想、治療方法及手段，注入到從外部世界傳回來的足部按摩之中。這使足部按摩法更加完善和具有中西醫結合的特色。

二、足與健康關係綜述

㈠中國古代有關足的論述

古代的中國醫家認為，人之有腳，猶如樹之有根。「樹枯根先竭，人老腳先衰」。中醫認為，人有四根，即為鼻根、乳根、耳根、足根。「鼻為苗竅之根，乳為宗氣之根，耳為神機之根，腳為精氣之根」，說明鼻、耳、乳僅是人體精氣之凝聚點，而腳才是精氣總的集合點。觀之臨床，頭腦清靈，步履輕健，均為健康的特徵；而頭重腳輕、腳腫履艱，多為病體瘦之人。因此，古人在研創的很多防病、治病、搞衰老的氣功和導引術中，都極為重視對腳部的鍛鍊。《莊子•大守師篇》說：「真人之息以踵」，踵就是腳跟。《行氣玉佩銘》：「

行氣、深則蓄、蓄則深、深則下、下則定，下當以腳為最」。馬王堆出土文物《卻穀食氣》曰：「為首重、足輕、體軫、則吻吹之、視利止。」說明古人反頭重足輕看成重要的病理信息。《千金方》、《諸病源候論》中都介紹了大量按摩腳部的治病抗衰老的養生法。

從擁有兩千多年歷史的中醫經絡學角度講，更能說明雙足和人體的密切關係。經絡學認為：雙足通過經絡系統與整體和各臟腑之間緊密聯屬，構成了足部與全身的統一性。人體十二正經中，有六條經脈即足三陽經和足三陰經通達足部，而足部是足三陽陰之始，足三陽經之終。這六條經脈又與手之三陰、三陽六條經脈相聯屬，循行全身。因此，臟腑功能的變化都能反映到足部上來。

《靈樞・動輸篇》說：「夫四末陰陽之會者，此氣之大絡也。」意思是說手足是陰陽經脈氣血會合聯絡的部位。《素部・厥論篇》說：「陽氣起於五趾之表，陰氣起於五趾之裡。」說明雙足與周身陰陽、氣血、經絡有密切聯繫。

古人在足部養生保健方面，也積累了非常豐富的經驗。例如楊尚善撰註的《黃帝內經太素》卷二攝生篇裡要要「早起，廣步於庭」。被《勿藥元詮》說：「肢節宜常搖」，《褚氏遺書》也說「養股趾者常步履」。

古人對足部按摩也很重視，提出「足心宜常擦」，「每日五更坐起，兩足相向，擦湧泉無數，以汗出為度」。如著名古代大文學家蘇東坡每天擦足心、乾洗腳以養生保健，為後人所推崇、仿效。

此外，民間關於按摩腳的種種傳說和故事更不勝枚舉，有一些已反映在現代文學和影視作品中。著名電影演員馬精武曾對筆著講，多年前他們在甘肅省敦煌地區采風時，發現一本小册，其中記載了以銅製小錘叩擊足底使婦女性興奮的方法。此事已在電影《大紅燈籠高高掛》中反映出來。影片《一代妖后》中，睡前按摩足底也屬類似鏡頭。

㈡赤腳的作用

在偏遠的農村或山區，我們可看到儘管在寒冷的氣候條件下，那裡的小孩仍然赤著腳，滿山遍野跑著玩，他們不怕寒冷，也很少生病，其原因與他們經常打赤腳有很重要的關係。

在日本有很多幼稚園和小學，讓孩子們過赤腳生活。日本福島縣白河市立關邊小學就是著名的「赤腳學校」。關邊小學自一九八一年起實行赤腳上學，學生一到學校就必須脫下鞋，赤著腳參加各項體育活動。目的是為了增強學生體質及抗病能力。一般學生赤腳活動兩三個月後，適應能力明顯增強，變得不容易感冒了。

俄羅斯文學泰斗托爾斯•泰能活到八十多歲，其長壽妙訣之一就在於他經常和朋友們一起在林間小徑上赤腳散步，然後再用熱水洗腳。

目前，國外有些人將下班後的赤腳運動，作為一項重要的美容和保健措施。

二十世紀初，日本有些富商用鵝卵石在自己的庭院鋪設通道，閒暇時赤腳在其上漫步，使之達到自我按摩的作用。近年來台灣有些廠家仿照日本人的石卵路，以塑料為材料製成石卵地板磚，這種一套六件，重量極輕可以自由組合並便於攜帶收藏的地板磚，可以鋪設成一條通道或平鋪在屋內隨時赤腳走在上面，達到保健作用。

㈢走路與健康

人的衰老多從腳部開始，不經常走路的人是最容易早衰的。

國外現在流行一種說法「腳是人體的第二心臟」，此種說法是很有道理的。心臟在人體中起著血泵的作用。從心臟壓出的血液，流向身體的每個血管及毛細血管。但是，要流到末梢血管去，特別是血液流到離心臟遠端的腳部，心臟的力量就不太強了。

步行促使肌肉伸縮，發揮了血泵的作用，改善血液循環。不常行走、運動的人，血液循環就差，末梢細胞就缺乏足夠的營養，當然就加速了衰老。有的人主張，維持身體健康，每天至少要走一萬步。但由於交通工具的發達，人們出門坐車，上樓乘電梯，忽略了步行的重要性。據日本安久津政人教授調查統計，現代公職人員一天步行約六四〇〇步，老年約三三〇〇步，距一萬步的標準相差甚遠。

對於體力已開始衰退的中老年人，最適合的運動就是健身步。這種運動簡便、安全、人人可練。健身步是介於跑步與散步之間，也可以說是快走。它不像跑步那樣激烈，也不像一般溜達那樣悠閒。其動作要領：

1. 抬頭挺胸，甩開雙手走路，伸展肩部，使上半身也得到鍛鍊。
2. 步幅儘量大，腳步要大而輕。每步的平均距離為七十—八十公分，快走時每步的距離最好九〇公分。
3. 速度要快而有節奏，最好掌握在使自己的呼吸有點輕微急促。慢行時每分鐘約六十—七十步，每小時約走三公里，快速時每分鐘約一〇〇—一二〇步，每小時約走六公里，步行每分鐘一百步以上，使心率達到一百次／分比較好。速度要因人而異，如有心臟病、高血壓等心血管性疾病，應適當低於上述速度，以免發生意外。
4. 步行時應擺臂抬腿，全腳著地，全腳著地即會減少對頭部和脊椎的震動。

㈣合理選擇鞋子

人們買鞋多是從美和流行式樣、顏色、款式考慮得多些，其次才去試大小，穿著是否合適。特別是女性對這一點顯得更加突出。這種錯誤的選鞋標準，形成了現代人各種腳病。因鞋不合適而引起的腳病有槌狀趾、扁平足、胼胝、雞眼、嵌甲、甲溝炎等。目前女性患拇趾外翻症的人急劇增加。造成拇趾外翻的主要原因，是穿了不合適的尖頭鞋、高跟鞋或緊小的鞋，大拇趾受擠壓變形朝小趾方向扭曲。尖頭的鞋不僅會引起拇趾外翻，而且還會造成槌狀趾或嵌甲，引起炎症、化濃和疼痛。

不合適的鞋對足反射區的頭、頸、鼻、額竇、眼、耳、肩、平衡器、上部淋巴腺、甲狀腺、副甲狀腺、肺、支氣管等穴區產生不良影響，使相對器官發生疾病。

兒童如經常穿著鞋後跟過窄、過緊、鞋底過硬的鞋，就會引起足部勞損，形成後天性扁平足。鞋底過硬，可引起跖骨頭間韌帶鬆弛，刺激跖神經，形成缺血性神經炎，久而久之發展成為神經瘤，成為跖痛症。鞋的質地過硬，鞋後跟與人體腳後部的曲線不一致，可引起腱炎及跟部滑囊炎，鞋面過硬使足背動脈受壓。

由此看來，鞋對保護人體健康非常重要，因此，買鞋時應首先考慮如何保護腳部健康，以舒適感作為選擇購鞋標準。

目前，在中國大陸城市中約四〇％的人患有不同程度的腳病。這一情況應引起人們注意，為此，我們提倡：兒童最好穿布鞋，如穿皮鞋，以質地鬆軟的羊皮鞋最理想。成人鞋跟的高度，男鞋以二五—三十公釐為合適，不要超過四十公釐；女鞋以三十—四十公釐為合適，不要超過六十公釐。鞋跟過高，身體重心長期集中於足尖，特別是足趾骨附近，不但容易引起腳痛，而且也是腰痛的原因之一，國外文獻指出，後跟過高可影響骨盆發育，是造成女性不孕症的原因之一。

人們經過一天的工作後，雙腳會充血發脹，因此下午或晚上試鞋是最好的時間；人們站立時多習慣左腳撐著全身，一般來說，左腳比右腳大一點，試鞋時當以左腳是否合適為準。

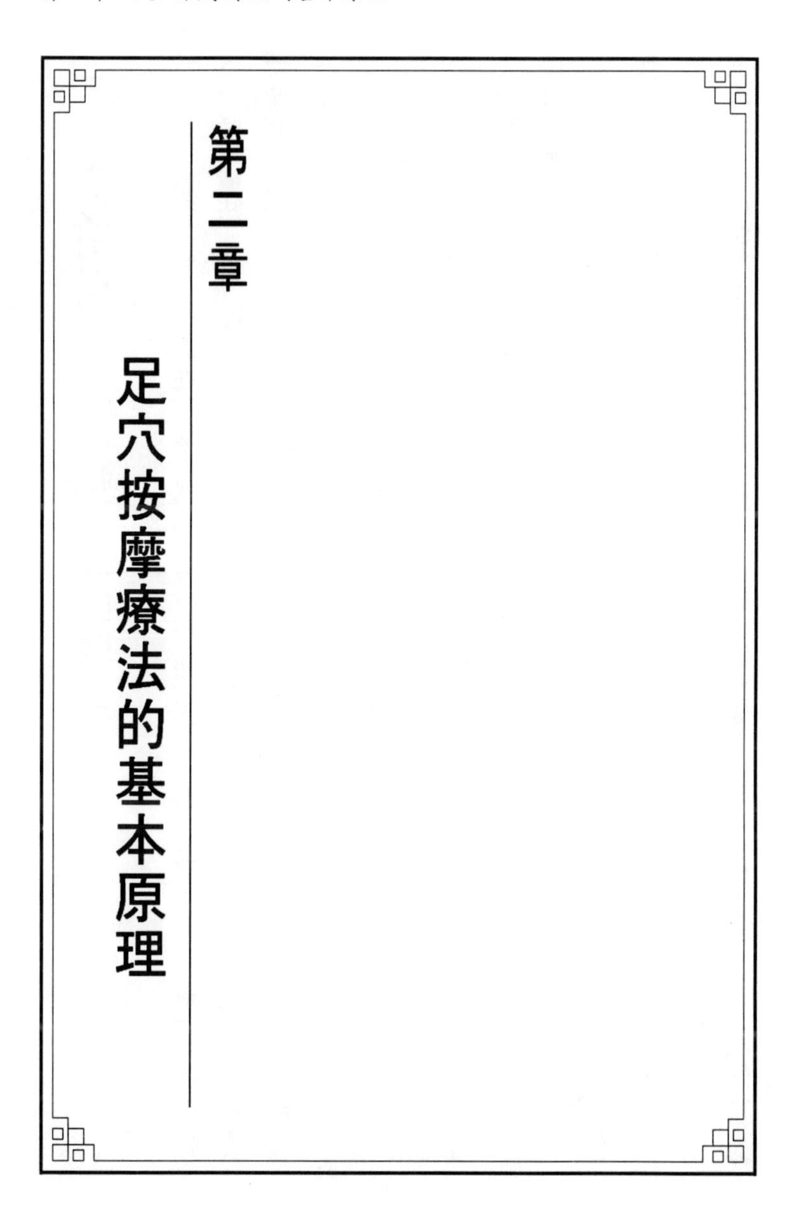

第二章

足穴按摩療法的基本原理

一、足反射區與人體經絡學的關係

揞腳診病、按腳治病在中國古代民間沒有規範的正式稱謂，而在歐美，這一方法則被稱為「區域療法」或「區帶療法」。從這些稱謂可以看出，人們對其原理了解甚少，而只知道按摩腳的某些部位，可以治療某些方面的疾病而已。在中國和日本都曾出現過「足心道」或「腳底按摩」的稱謂，這種稱謂反映人們關注的部位多在足底。七〇年代，台灣的瑞士籍神父吳若石稱之為「病理按摩」，以區分放鬆肌肉的生理性按摩。

德國人瑪魯卡多女士把她的專著稱為「足反射療法」，並指出，此處所用的反射，並非神經反射，而是表示雙足是整個人體的「反射投影」。但她也沒有說明為什麼局部會有整個人體的反射投影；為什麼某一區域只代表某個器官；它們之間有什麼聯繫；如何刺激某一區域以治療某一器官的疾病。

作為中國醫學基礎理論體系的重要組成部份臟腑經絡學說，長期以來不僅成為針灸學、按摩學的理論基礎，而且對中國各科臨床醫學均有重要的指導意義。經絡學說認為，經絡是經脈和絡脈的總稱，經絡遍布全身，是人體內氣血運行的通路。經脈是絡脈系統的主幹，多循行於人體的深部；絡脈是經脈的分支，猶如網絡一樣聯絡周身，無處不至，其部位分布較淺。經與絡雖有區別，但其循行分布是彼此互相銜接的，二者將人體所有的內臟、器官、孔竅及皮毛、筋肉、骨骼組織緊密地聯結，成為一個統一的整體。

經脈分正經和奇經兩大類，為經絡系統主要部分。正經有十二條，左右對稱，即手三陽經、手三陰經和足三陽經、足三陰經，合稱「十二經脈」。十二經脈各自分屬一個臟或一個腑。奇經有八條，即任、督、沖、帶、陰蹺、陽蹺、陰維、陽維脈，合稱「奇經八脈」。通常也把十二經脈加任、督兩脈合稱為十四「經脈」。至於絡脈，較大的有「十五絡」，絡脈之浮於肌表的，稱為「浮絡」。

由於奇經八脈與臟腑沒有直接相互「絡屬」的關係，互相之間也沒有表裡配合，與十二正經不同，所以稱為奇經。奇經八脈交叉貫穿於十二經脈之間，也是氣血運行的通路，在功能上具有加強經脈之間的聯繫，以調節正經氣血的作用。

在分布上，奇經八脈各有不同的循行路線。但是，只有督任兩脈在體表上有自己的俞穴，其它六脈多借正經之路而行，而沒有自己的俞穴。任脈行於腹正中線，「任」有總任的含義。任脈總任一身的陰經，所以，又稱「陰脈之海」，督脈行於背正中線，「督」有總督的含義，督脈總督一身的陽經，所以又有「陽經之海」之稱。

在中國傳統醫學中，臨床上針灸、推拿、按摩就常以循經取穴的方法，來調節經絡氣血的功能活動，從而達到治療的目的。近年來，針刺麻醉以及一些新的療法，如穴位注射、穴位結紮、穴位割治等，就是在經絡的理論基礎上發展起來的。

中國和日本的一些研究者，以經絡學說來解釋腳部的按摩原理和機制，理由乃腳部是足三陰經之起，足三陽經之終。這六條經脈又和手的六條經脈相聯屬，可貫通整體臟腑，達到治病和保健的目的。由於臟腑經絡學說是用中國古代語言闡述的，有關臟腑病理變化是怎樣傳送給局部穴位的；刺激的信息又是怎樣傳遞給臟腑的；其功能又是如何修復和調整的……等一系列問題，都不能從現代醫學的角度得到滿意的答覆。

一九八〇年，中國山東大學全息生物學家張穎清教授在泛胚論基礎上創立的「全息胚」學說及由此衍生的「生物全息律」和「穴位全息律」。可以比較全面地、科學地解釋有關足部反射區的一系列問題。

全息胚學說認為，生物體（包括人）是由處於不同發育階段的具有不同特化程度的全息胚組成，其中發育程度較高的全息胚又由發育程度較低的全息胚組成。細胞是發育程度最底的全息胚，而主體則是發育程度最高的全息胚。因此，生物體的每個組成部分（小到一個細胞），小隱藏著整個生命最初形態——胚胎的基本結構特徵，就好像是一個縮小的整體，它包含著全部整體各個部位的生理病理信息，能真實反映出整體的特徵。

對於脊椎動物來說，全息胚（胚胎）在發育時間軸上可分為卵裂期、桑椹期、囊胚期、原腸胚期和神經胚期，這些胚期又分別成為不同發育程度的全息胚滯點。脊索是人的胚始及其他脊椎動物胚胎的神經胚階段結構，脊椎是由脊索發育而成的。各節肢的發育也是停止在相當於神經胚的階段，也是生長了的脊索。脊椎各節肢都是由脊索發育而成，他們只有縱貫首尾的縱向結構，而人體的相對獨立部分如手、足、耳、鼻等，除有以脊索發育而成的長骨外，還分化出衆多的內臟器官相對應的橫向結構。

軀幹也是個全息胚，這個全息胚是高度發育了的，已經橫向地分化出衆多的內臟器官，但這一全息胚也是從具有縱向結構的神經胚發育而來。

既然神經胚時期有縱線存在，那麼成體的軀幹也就有縱線存在，這樣的縱線是神經胚時期生物學特性較大細胞群連續所組成的縱向器官之痕跡圖譜。這樣的縱線在成體體表也可以表現出來，這種縱向的線在人體的表現，就是中國醫學上二五〇〇年前已發現的經絡。

綜上所述，可以得出以下結論：人體以長骨為脊柱的大節肢（如上、下肢）和人體相對獨立的部分（如手、腳、耳、鼻），都是發育到神經胚期的全息胚，它們在生物特性和主體相似程度最大，其所包含的生理病理信息和主體的相似程度也最大。

我們把這些生物學中稱為全息胚的大節肢和主體相對獨立部分，在臨床上稱為反射區。因為在它們之上都有主體的反射投影，都包含著主體各器管、各部位的生理病理信息和其他特徵。這就是對反射區和反射投影的明確解釋。

由此看來，人體的手、腳、耳、鼻這些相對獨立部分都是反射區。這些相對獨立的部分和主體一樣，除有縱向結構外，還有橫向的排列有序的內臟器官的投影，而大的節肢和主體的脊椎是縱貫首尾的縱向結構。

用中國醫學的傳統語言來表述，人體主體是個大的臟象系統，奇經八脈是另一個既相對獨立，又互相聯繫的又一個臟象系統；而耳、鼻、手、足等相對獨立的部分，則是一些微型的臟象系統。這就完全可以解釋耳穴、鼻針、手針、足穴治病的原理了。

二、人體的生理病理信息是如何傳遞到足反射區的

人體的任何器官發生病理改變（生病了），這個疾病的信息都會馬上傳遞到身體的各個反射區和與此器官相對應的部位上，如胃得了病，信息馬上傳遞到耳、手、足、鼻、脊椎、四肢的長骨等這些反射區的胃穴上來，而刺激這些穴區，反過來就會達到調整有病器官的功能狀態的目的。

那麼，這些信息是如何傳遞的？傳遞的通道是什麼？這些信息又是如何達到調節功能狀態的呢？

近幾十年來，國內外的廣大科學工作者，作了大量的實驗和研究，已取得了很大的進展。

一九七二年，「傳遞生命信息的兩個信使」學說的確立，證明了人體各細胞活動，都是在激素和環磷酸腺苷（CAMP）控制和調節下進行的。激素是傳遞生命訊息和指令的第一信使。環磷酸腺苷（CAMP）是傳遞生命信息和指令的第二信使。激素——受體—環化酶——CAMP——蛋白激酶這個過程，不僅準確地執行了傳遞激素信息的使命，而且構成了這個信息的二級放大系統，使被處理的信息成百萬倍地擴大，以致幾個分子激素能引起細胞發生顯著的生理效應。探明生命信息傳遞的真諦，不僅使人們認請生命活動的本質，找到疾病發生的線索，還能利用它繼續尋找治病的方法。

本世紀七〇年代末，美籍朝鮮人M.H.Cho.用其實驗證明，軀體各部位與相應的耳穴之間，存在著猶如鑰匙和鎖孔一樣的關係。軀體的某部位信息只能傳遞給相對應的耳穴，而不會傳給非對應的耳穴。反之，某一耳穴的輸入信息也只能傳遞給整體上與其所對應的部位，二者之間的信息傳遞具有迅速、侷限、精確的特點。

由此認為存在著軀體（內臟）⇌中樞⇌耳廓（或其他軀體部分）之間的雙向反射經絡。並指出，這不僅是耳針療法的基本反射經路，也是其他穴位刺激療法的生理學基礎。這種雙向反射經絡並非是所有穴位刺激療法的生理學基礎，而只適用於全息穴位與其對應整體部位之間的聯繫。這種聯繫稱為全息反射聯繫。

所謂全息反射聯繫，如果以耳廓為例來說明的話，即：耳廓上的任何一穴區，在中樞內的投影都與其所對應的整體部位在中樞上的投影存在著雙向特異性突觸聯繫。這就是說，軀體各部與相應耳穴之間的那種猶如鑰匙和鎖孔之間的關係，是由中樞神經細胞之間的這種全息反射聯繫規定的，每個耳穴所反映的整體上對應部位的信息，或者由耳穴輸入而傳遞到其整體上對應部位的調整信息，都是由這一反射聯繫完成的，這一反射弧稱為「全息反射弧」，由其完成的反射稱之為「全息反射」。

在耳穴與相應整體部位之門所傳遞的信息，其載體主要是神經電脈衝，在突觸處則是神經遞質。信息的傳遞通道便是全息反射弧。

如果把決定耳穴與對應整體部位關係的這一中樞機制擴充開來，便是機體的任何一相對獨立部分（又稱全息元，特指由幾種組織構成的具有一定形態和功能的基本結構單位），如耳廓、鼻子、手、足等，其上面的每一位區在中樞內的投影，都與其所對應的整體部位在中樞的投影存在著雙向特異性突觸聯繫。

這就是中樞內神經細胞或神經突觸的全息聯繫規律。

全息穴位信息通道——全息反射弧典型神經元連結的方式有以下兩種：

第一種：「一對多」的聯繫，又稱全息輻散。此種關係的特點：在同一級中樞中，輻散是跨空間的，它能夠按照規則的空間構成——一個全息元上的同一全息穴位向中樞的投射軌跡，反向把某一整體部位的信息同時傳向各個全息元上的同一對應位區。比如，某一器官發生損傷時，即可按全息輻散的原則，把損傷的信息傳遞給全身不同部位與之對應的各個全息穴位。

第二種：「多對一」的聯繫，稱為全息會聚。此種關係的特點：在同一級中樞內，會聚是跨空間的，它能按著規則的空間構形——各個不同全息元上的同一個全息穴位向中樞的投射軌跡，將它們輸入的信息會聚於一點，並傳向與之對應的整體部位。比如，某一器官發生損傷時，機體按照全息輻散的原則將損傷信息向全身相對應的各個全息穴位傳遞；反過來，刺激這些不同部位及與損傷器官相對應的各個全息穴位，機體可按照全息會聚的原則，將調節信息傳向受損器官。

根據以上原則，我們知道為什麼器官生了病，能在反射區上和生病器官相對應穴位上出現病理信息，而又為什麼刺激這些有病理信息的穴位，生病的器官就會得以調節和修復了。

三、人體的功能狀態和正常的功能調節

在系統科學中，有小系統，大系統，還有巨系統。人體系統是個巨系統，包含有很多層次，最高層次是人的整體。這樣的一個巨系統又是和周圍的宇宙起作用的，即它不是一個封閉的系統，而是一個開放的系統，在整個宇宙之中彼此相通。宇宙是個超巨系統，人體巨系

統是在宇宙這個超巨系統中的一個開放的極其複雜的巨系統。正像中醫學的基本理論中所闡述的那樣，人體是由各組織器官互相聯繫著的整體，它又和自然界互相聯繫著。

人體這個巨系統的主要特徵，是整體具有的功能狀態。在系統學中，明確地認為人體的功能狀態是個亞穩態。所謂亞穩態，就是在系統的相互空間中，人體處於一個比較穩定的狀態，但它不是固定的，可以調節，可以從一個亞穩態轉入另一個亞穩態。

人體的這種功能狀態，從中醫學診病治病的基本理論中，得到充分的體現。對於一個病人，西醫要研究和處理的是病灶。如研究這個病灶是否細菌或病毒感染，是哪種細菌和病毒，然後再決定用什麽抗菌素，是否要手術等等。所有這些都是針對病灶或著是說只針對病人的。而中醫則不受此限制，中醫講辨證論治，這個「證」，不是西醫所說的症狀的「症」，這是兩個完全不同的概念。

西醫所謂的症狀，是指病灶和病灶所引發的現象，治療手段是用藥或其它方法，也是針對病灶的；而中醫所謂的「證」，則是功能狀態的反映，辨證施治就是辨別病人整體的功能狀的失調情況，然後再施治。治病的總精神是所謂「調元氣、養太和」。也就是調整整體的功能狀態以達到最大限度的平衡，即使病人從不正常的功能狀態之中，調整到相對正常的功能狀態上來。

人體的各器官和部位，生活在一個共同的內環境中，這一內環境在神經、神經一體液的調節作用下，總是力圖使之整體內達到統一，從而又使內環境的變化成為無處不在的泛作用。這種泛作用每時每刻都在進行著，這是機體的一種重要的自我調節過程。因為任何一個部位的平衡都是相對的，隨時都需要修復和調整，從而都是激發整體的泛作用。在許多情況下，生物體正是通過泛作用來調整控制著各個部位的功能。

人體在整個生命過程中，所有器官的功能是在神經和神經一體液調解支配之下達到相對平衡的。如下所示：

人體各系統　｛神經調節
各器官　　　｛體液調節｝　神經—體液調節→調整→相對平衡
內環境
　　　　　　泛控過程

當由於內在和外來因素使人體本身自我調節功能不能正常進行時，就是病理狀態出現之日。

當自我調節功能失調時，就需要外界予以幫助，一般來說，調節不正常的功能狀態有以下三種手段：

的。

第一種手段：與外界的物質交換。如藥物、飲食、高壓氧等，特質交換的範圍是非常廣的。

第二種手段：信息交換。如聲波、電磁波等。針灸、推拿、按摩這類非藥物療法都屬於第二種手段，即信息交換。足穴手法按摩也屬此類手段。

第三種手段：人腦所產生的意識。意識是人體最高層次的運動，它可以反作用於較低的層次、意識。

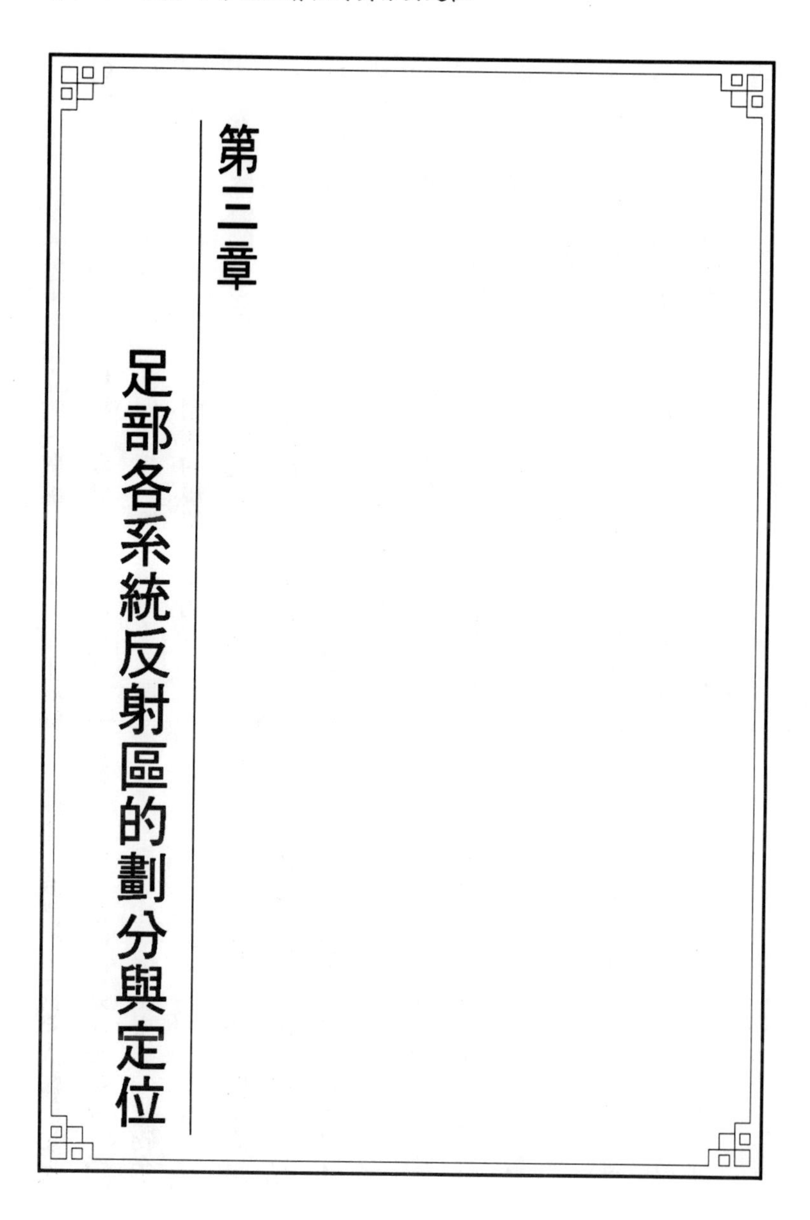

第三章　足部各系統反射區的劃分與定位

足部作為人體相對獨立的一個部分，是一個全息胚。在臨床上我們把它稱為人體的足反射區。根據人體的功能和結構，我們又在足部確立了各系統反射區，如呼吸系統反射區，消化系統反射區等等。而每個器官相對應部位稱為穴區或穴。這種劃分和稱謂是根據「生物全息律」和「穴位全息律」所闡述的規律確定的。

身體整體的投影在足反射區上表現為：兩腳併在一起，恰像一個盤膝打坐的人體，兩足弓相併是脊椎，兩小趾關節是肩部，兩個拇趾為頭部，左腳是人體頸部以下左側器官，右腳是頸以下右側器官，足底部是內臟器官，足背部是胸部。頸以上的頭部器官與足的對應是交叉的，左足反映右側頭部器官，右足反映左側器官。

為了使人體的足反射區定位方便，我們在人的手和足部各畫縱向五條線，橫向三條線（圖1）。圖1表明人的手和足左右各有五條縱軸線，而五條縱軸線中僅有第一條線是左右相交，成為中央線直達頭頂部。第二條至第五條線，從手和足而來，在上肢帶（包括肩、肩胛、胸上部）相交，左右不交叉，在頭頂部分開。

橫向走行的線有三條，從上至下被分為橫軸第一線（大致與上肢帶相等），橫軸第二線（大致相當於腰圍線），橫軸第三線（相當於腰骼部）。橫軸第一線以上為頭頸部，橫軸第一線與第二線之間為胸部，第二線至第三線之間為腹部，第三線以下為盆腔內臟器（圖2、3）。

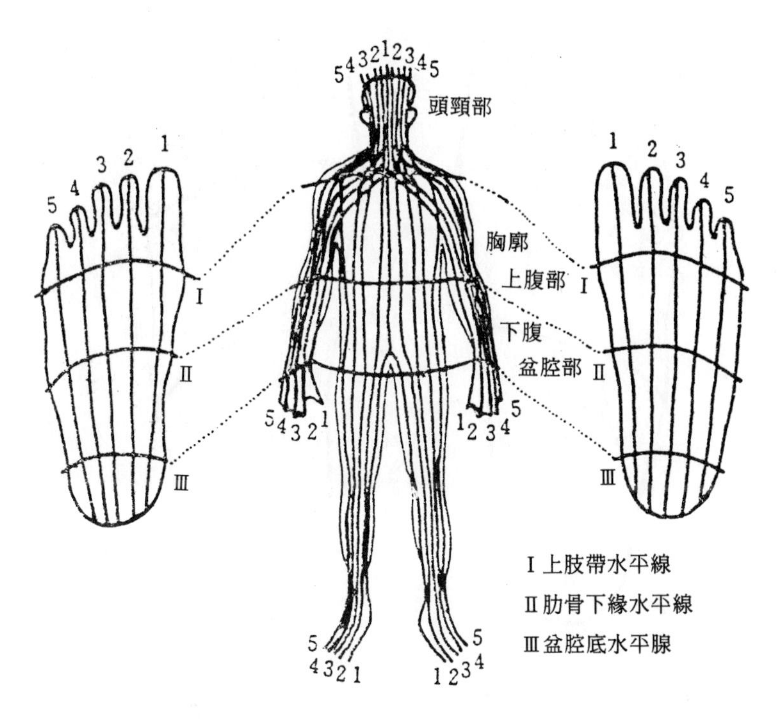

圖1　人體的足反射區

此外，橫軸第一線在足部相當於通過趾跖關節的連線，稱為上肢帶水平線；橫軸第二線相當於通過跖骨近端和楔骨與骰骨之間的線，稱為肋骨下緣水平線；橫軸第三線相當於通過跟骨的線，稱爲骨盆底水平線。縱軸和橫軸將人的整體很巧妙地反射於足部：橫軸第一線以上，有頭頸部；橫軸第一線和第二線之間有肺、心等胸部臟器及肝、胃、膽囊等上消化道臟器；橫縱第二線和第三線之間以大腸、小腸等下消化道為主，橫軸第三線

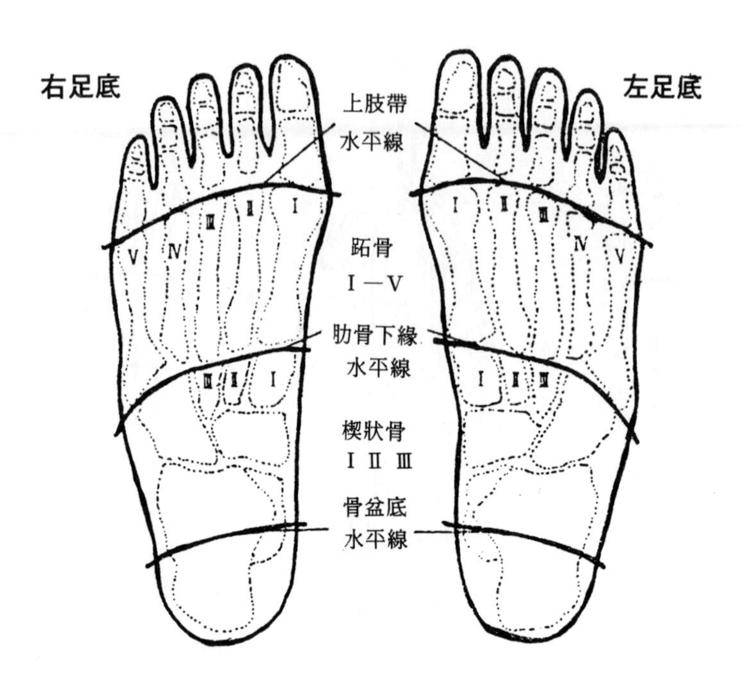
右足底
左足底
上肢帶
水平線
蹠骨
I—V
肋骨下線
水平線
楔狀骨
I II III
骨盆底
水平線

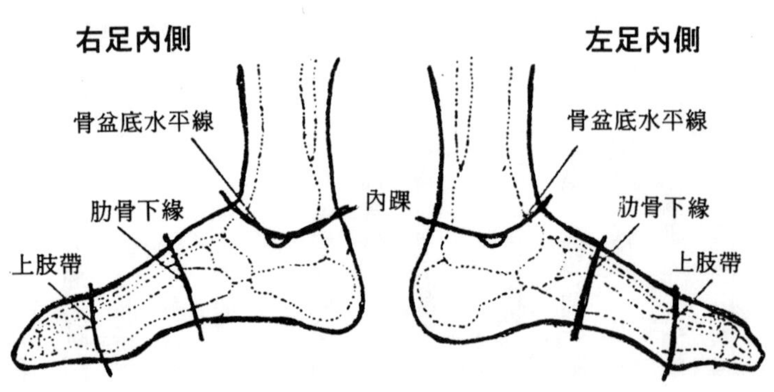
右足內側
左足內側
骨盆底水平線
骨盆底水平線
肋骨下線
內踝
肋骨下線
上肢帶
上肢帶

圖 2　足部反射帶的概念

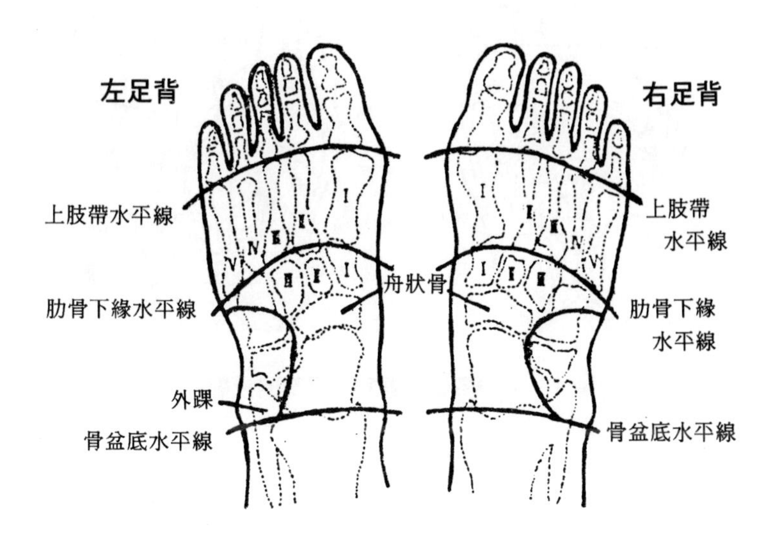
左足背
右足背
上肢帶水平線
上肢帶
水平線
舟狀骨
肋骨下緣水平線
肋骨下緣
水平線
外踝
骨盆底水平線
骨盆底水平線

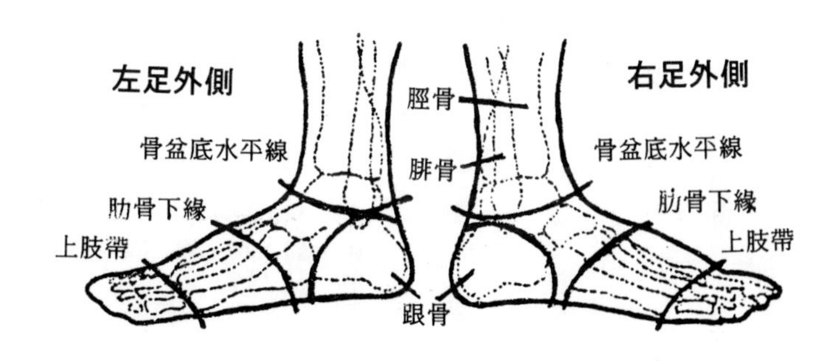
左足外側
右足外側
脛骨
骨盆底水平線
骨盆底水平線
腓骨
肋骨下緣
肋骨下緣
上肢帶
上肢帶
跟骨

圖 3　足背反射帶的概念

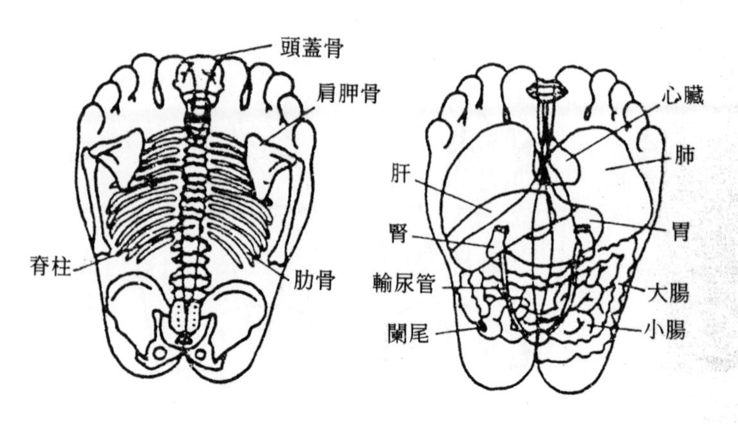

圖4　人體各組織器官在足部的投影

以下為盆腔內臟器。

縱軸方面，第一線代表人體中央部分，第五線代表人體外側部分，即足內側第一線代表脊柱，外側第五線代表肩、肘、上肢和下肢。

人體各組織、器官與足的解剖結構互相配應，我們把相配應的部分稱為「反射區」，即反射投影區。

初學者對每隻腳底反射區的劃分比較好掌握，但在進行望診、觸診和治療時，將兩隻腳合二為一，作為一個整體看待就比較困難了。然而，只有將人體各組織、器官在腳部的投影、反射部位等作為一個整體來理解，才能更好地掌握足反射療法（圖4）。

可以說，除手和足外，整個身體、頭頸以及軀幹等全都能縮小、投影，反射在足上。

一般來說，任何器官都有一個與之相關聯的反射區分布在腳上。並且，在位置上是各自分別對應著的。如果反射區重疊時，當然，其對應器官也是重合的，例如，身體右側的器官其反射區在右足上；身體左側的器官，其反射區在左足上。而體內成雙成對的器官，如腎臟、輸尿管等，則在兩隻腳上都有其反射區，位於身體正中線的組織、器官，其反射區在兩隻腳的內側。

各反射區在雙足的跟部終止，但從臨床經驗得知，在跟骨以上的一掌寬的高度範圍內，仍為有效的治療區域，這似乎是一個對盆腔的肌肉和神經有間接作用的區域。

上肢的間接反射區在兩足的第五跖骨的外側，腕部的肌肉和神經的反射區似乎也在這裡。一般地說，內臟器官的反射區多在足底，而骨骼、肌肉和神經的反射區則多在足背。足跟部是盆腔的反射區，由於該處結締組織非常堅厚，按摩效果多不明顯，故一般不在該處進行治療，而在足跟和踝部之間，去尋找有敏感和壓痛的區域進行有效治療。

一、頭部反射區

頭部反射區，分布在十個足趾上，拇趾具有代表頭部所有器官和組織的特殊性，將左右拇趾併攏合二為一，看成頭部的左右側，這一點非常重要。拇趾的內側為頭部的正中部，拇趾外側為頭部的外側部，拇趾掌面為後頭部，拇趾的背面為顏面部。眼在第二、三趾，耳在第四、五趾，乳突在拇趾的對應位置上（圖5）。

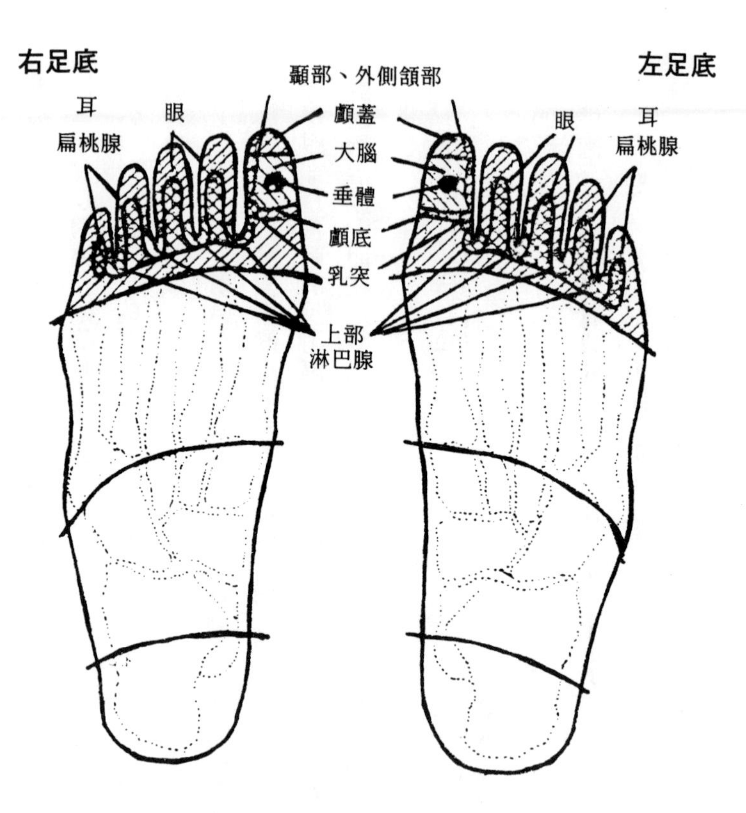

圖5　足底部的頭部反射區

㈠足底部

1. 顱蓋反射區：

拇趾尖端的圓形部分為顱蓋反射區，即以頭頂為中心的部位(圖5)。

2. 腦部反射區：

幾乎占據了拇趾末節(圖5)，左右大腦半球分別與左右拇趾對應，上三分之二為大腦；下三分之一為小腦；趾腹中央最高部分為垂體。拇趾掌面與足掌交界的皮膚橫紋溝處是顱底的反射區。

3. 乳突反射區：位於趾底拇趾外側，遠節趾骨和近節趾骨之間（圖5）。
4. 頸部反射區：足底拇趾、近節趾骨為頸項部，近節趾骨底側面為頸部「近節趾骨背面為前頸部，外側為外側頸部，內側為頸椎」。總之，應將左右拇趾並列起來看成人的頭部。旋轉拇趾的跖趾關節，就相當於頭部作以頸爲軸的旋轉。旋轉時，如拇趾感覺疼痛，或發出喀嚓喀嚓的響聲，或跖趾關節運動不自如時，就說明頸項部發生了某種障礙。
5. 眼反射區：位於第二、三趾的足底，從遠節趾骨近端，到中節、近節趾骨的三分之二處（圖5）。
6. 耳反射區：位於第四、五趾的足底，從遠節趾骨近端，到近節趾骨的三分之二處（圖5）。
7. 顳部、外側頷部的反射區：位於拇趾末節外側（圖5）。

㈡足背部

1. 頸部反射區：位於拇趾背側的大部（圖6）。
2. 頸部骨骼和肌肉的反射區：位於拇趾腹部近節趾骨周圍的組織。
3. 鼻、咽喉和口腔反射區：均位於拇趾近節和遠節的內側，左右對稱（圖6）。
4. 額竇、上頜竇反射區：位於各趾的背側（圖6）。

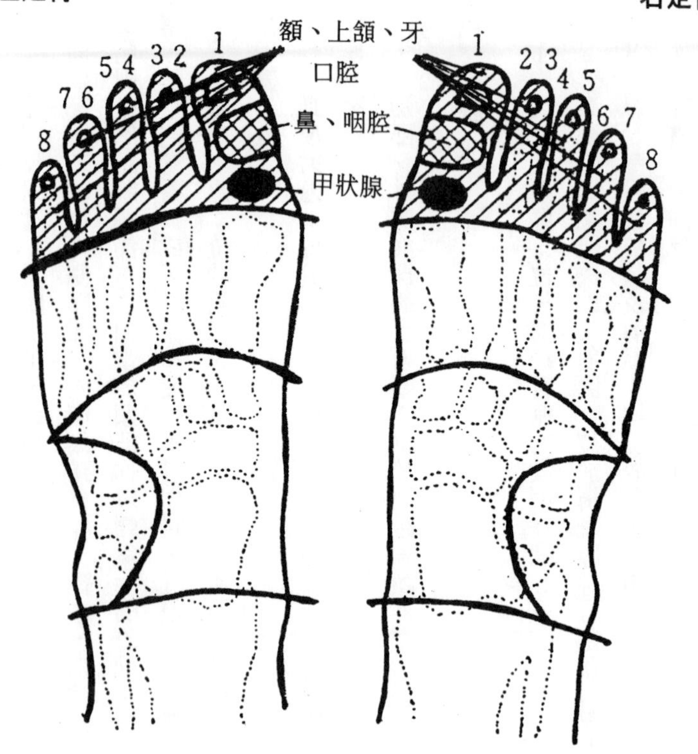

圖6　足背部的頭部反射區

5. 牙反射區：（圖6）。

(1)門齒的反射區：位於拇趾、挾於拇趾遠節和近節的關節處。遠節為上顎門齒，近節為下顎門齒。

(2)門齒①、及犬齒②、③反射區：位於第二趾。第二門齒位於內側，犬齒位於外側。遠節和中節的上半部為上顎，中節的下半部和近節為下顎。

(3)小臼齒④、⑤

反射區：位於第三趾。內側為第四齒，外側為第五齒，這節和中節上半部為上顎，中節下半部和近節為下顎。

(4)大臼齒⑥、⑦反射區：位於第四趾。內側為第六齒，外側為第七齒。遠節和中節上半部為上顎，中節的下半部和近節為下顎。

(5)智齒⑧反射區：位於第五趾。遠節和中節的上半部為上顎，中節的下半部的近節為下顎。

對頭部反射區進行治療時，首先從拇趾開始，然後再對其他足趾進行治療。對眼和耳的反射區進行治療時，最好先從足掌面開始。對額竇和牙齒反射區進行治療時，從足底，足背開始均可。

二、脊椎、關節、肌肉組織的反射區

脊椎、關節、肌肉組織的反射區（圖7）。這些反射區與身體的關係，要將左右足併攏起來，看作一個整體，將從側面看到的骨骼系統，橫過來看就容易明白了。

當足趾向上、足跟在下時，則頭、頸、肩關節、上肢帶（包括肩胛骨的肩部周圍）、上臂在其上部，足內側為脊椎，足下部為骨盆，整個系統巧妙地與人體相對應。

㈠脊椎反射區

整個脊椎的反射區位於雙足內側的縱足弓外。按摩脊椎的反射區，不是對深層骨膜進行強刺激，而是對表層肌內施以按摩。按摩的方向，一種是從足趾向足跟進行，另一種則是從足跟向趾尖，按摩到趾骨近節為止。

1. 頸椎反射區：拇趾近節全部為頸部。其內側的軟組織相當頸椎（圖7）。頸椎共有七節，將其分為七等分而定位。按摩時採用下行性治療法。

2. 胸椎反射區：沿雙足的第一跖骨內側分布，胸椎十二節，將其分為十二等分而定位（圖7）。按摩時採用上行性或下行性治療法均可。

3. 腰椎反射區：從第一楔狀骨到舟狀骨的三分之一處，腰椎有五節，將其分成五等分而定位（圖7）。

4. 骶骨反射區：從舟狀骨末端到距骨（圖7）。按摩時採用下行性或上行性治療法均可。

5. 尾骨反射區：位於跟骨的內側端（圖7）按摩尾骨至胸椎時可採用上行性治療法。

㈡頸、上肢帶、胸部的反射區

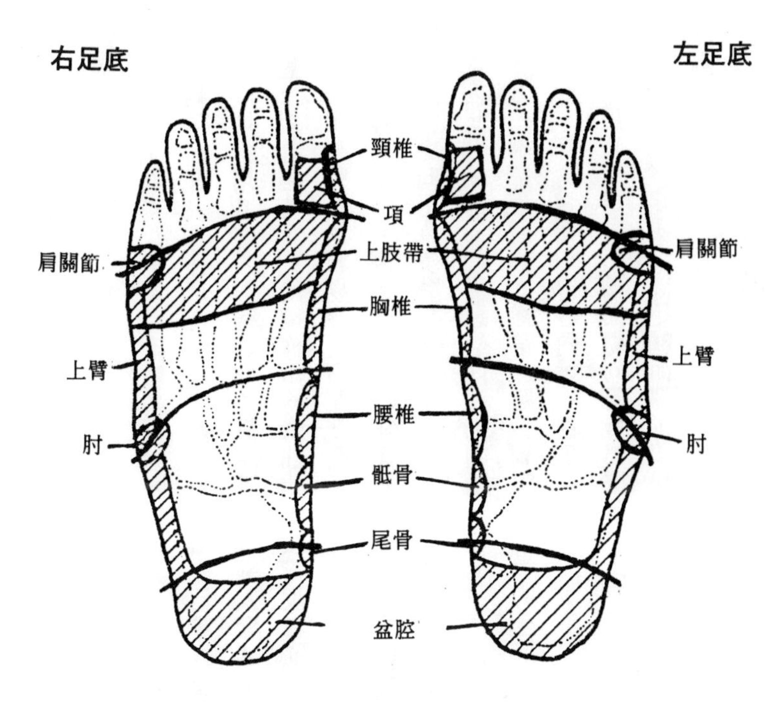

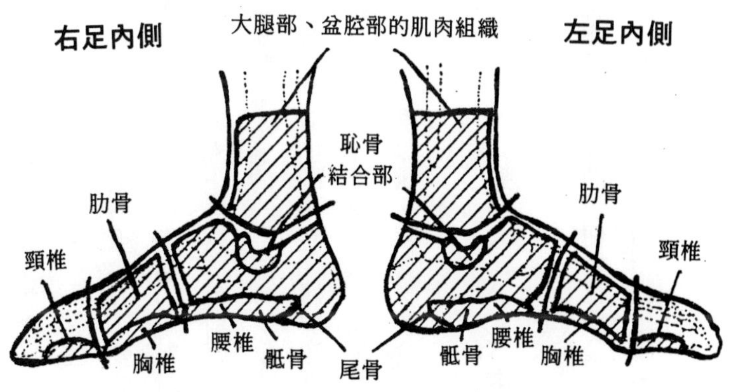

圖 7　足底部脊椎、關節、肌肉組織反射區

1. 頸、項部反射區：位於與頭部反射區相同部位，主要集中在拇趾腹側根部，其它各趾根部也有（圖7）。

2. 上肢帶反射區：上肢帶反射區相當於人體的肩部周圍，位於第一至第五跖骨的末梢部（圖7、8），在足背、足底部都有。治療足掌該反射區時，對肝臟和膽囊的反射區也起到了間接作用。另外，從其他位置關係及神經支配關係來看，治療左上肢帶的反射區時，對心臟反射區也能起到治療作用。背部的上肢帶反射區，還關聯著掌側的胸廓部分。足背跖骨間肌肉發緊時，就容易發生肩部發板、酸痛，當足背跖間發板的肌內鬆弛時，肩部和神經的疾患就容易得到治療。在足厥陰肝經的太衝穴附近進行按摩時，肩痛就消失了。在足背部由趾跖關節處向足背按摩時，術者用一手使足趾向下彎曲，使足背部緊張，用拇指或食指從足尖部向足關節部。即從遠端向近端刺激足背。

3. 胸部反射區：從第一跖骨到第五跖骨的全部，占有足背，足底的大部分。其中含有肺、心、肝、膽囊和胃等內臟（圖7）。

在足背由足趾跖關節處向足背部按摩，術者用一手使足趾向下彎曲，使足背部緊張，用拇指和食指從足尖部向足關節部，即從遠端向近端刺激足背。足底部則用拇指從足內側向足外側按摩。

4. 肩關節反射區：位於第五跖骨末梢部，與上肢帶反射區重疊（圖7）。

5. 肘關節反射區：位於第五跖骨近端（圖7）。

6. 上臂反射區：位於肩關節和肘關節反射區之間（圖7），相當於第五跖骨外側的軟組織部。

7. 胸骨反射區：在足背，占第一跖骨內側末梢部約二分之一的部位（圖8）。這個反射區在位置上與心臟、淋巴系統和胸椎上部也有關係。

8. 肋骨、胸廓反射區：位於足底和足背部，占有第一跖骨到第五跖骨的末梢部的一半（圖8）。

㈢盆腔、膝關節的反射區

1. 盆腔反射區：在足跟骨各足跟部以及整個內踝，外踝部。這裡有盆腔內臟器反射區（圖7、8）。從距骨到外踝骨是盆腔髂嵴和臀肌的反射區，內踝正下方為恥骨聯合的反射區（圖7）。而腓骨、距骨和脛骨關節部是髖關節反射區。腓骨後面與外踝骨正上方是大腿的反射區（圖8）。

2. 膝關節反射區：有兩個、一個在外踝正上方，患者將自己四個手指併攏，放於外踝之上與腓骨相交之最高點處，即爲膝關節反射區（圖8）。另一個在外踝下，足跟側緣處。從臨床得知在急性障礙時，位於腓骨的膝關節反射區非常敏感，而在慢性障礙時，足跟側緣

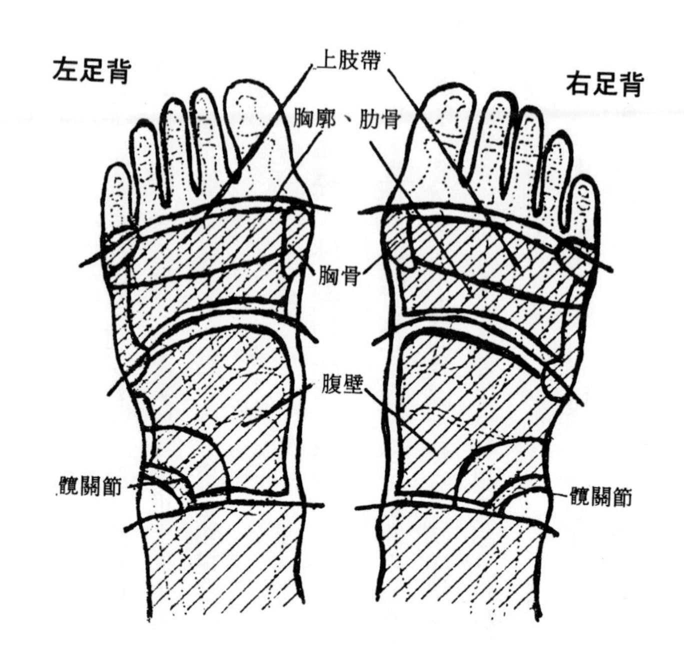

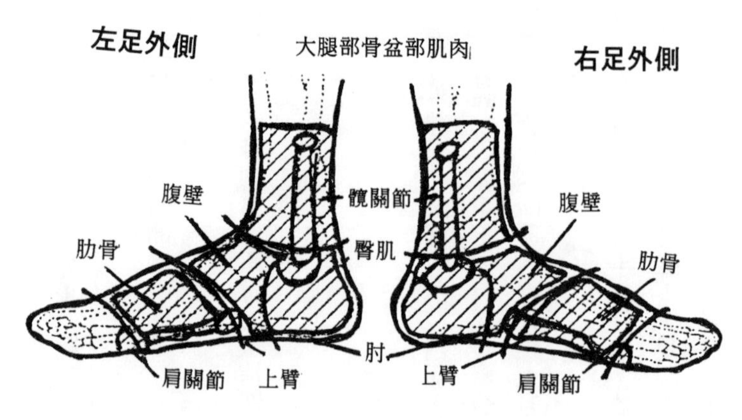

圖8　足背部脊椎、關節肌肉組織反射區

的膝關節反射區就非常疼痛。

三、泌尿系統反射區

㈠**腎臟反射區**　在兩個足掌的第二和第三跖骨的近端，位於橫軸第Ⅱ線之上（圖9）。

㈡**輸尿管反射區**　斜行於腎臟下部到舟狀骨內側下端，拇趾長屈肌腱就交叉於輸尿管反射區的徑路之上（圖9）。

㈢**膀胱反射區**　位於盆腔反射區的中央，內踝下方，橫臥於足跟，舟狀骨和第一楔狀骨構成的足弓之上（圖9）。

對泌尿系統反射區進行治療時，按其臟器功能的順序，即腎臟—輸尿管—膀胱的順序進行。

如果背屈拇趾，就可以摸到一條從拇趾掌側到足跟方向走行的粗筋，這就是與輸尿管徑路交叉的拇趾長屈肌鍵。對這一部分進行治療時，如果筆直地伸直拇趾，就會因刺激拇趾長屈肌腱而引起疼痛，所以應避免伸直拇趾為宜，或採用輕輕跨過拇趾長屈肌腱的手法。

腰椎反射區與膀胱反射區關係密切，所以在按摩膀胱反射區時，也起到了對腰椎反射區的治療作用。

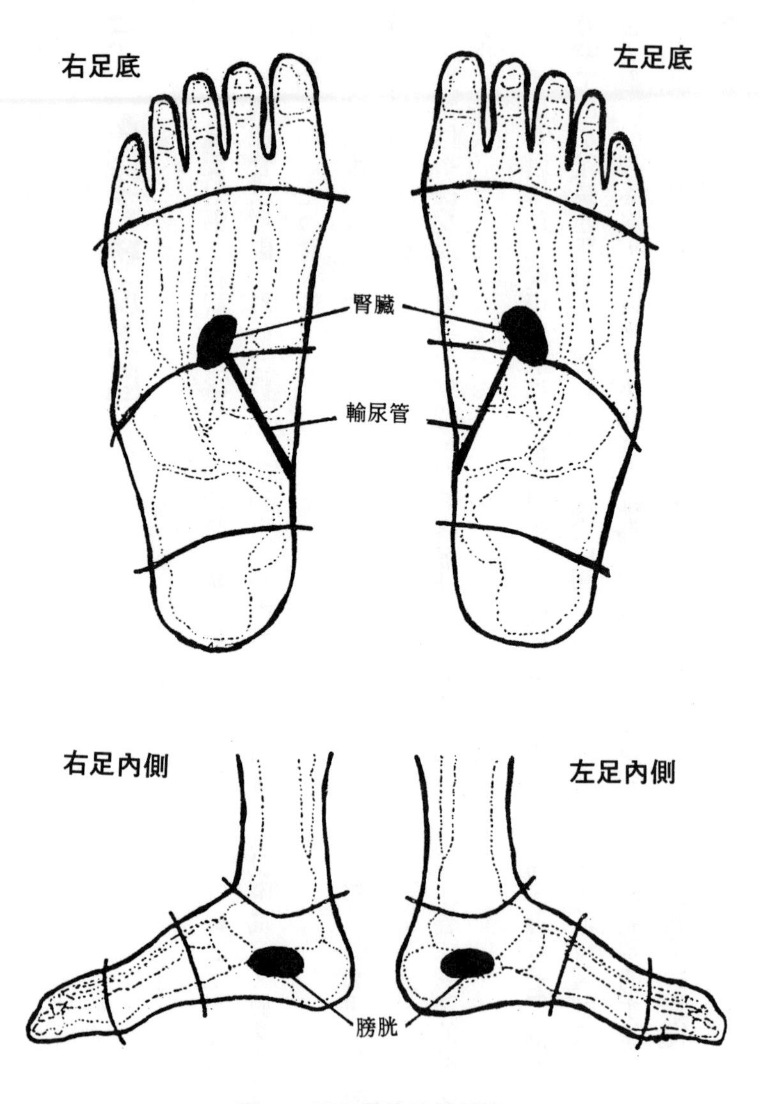

圖 9　泌尿系統的反射區

四、消化系統反射區

在各臟器、器官的反射區中，似乎以消化系統的定位最複雜。消化系統因屬內臟，故在掌部，又是腹部臟器，所以位於足掌的中央部位（圖10）。

㈠口腔反射區

位於足背部，與呼吸系統的鼻、咽喉重疊。佔據拇趾的遠節和近節的一半，應考慮到左右內側相對應、重疊（圖11）。

㈡食道反射區

從拇趾與第二趾之間到第一、第二跖骨間隙為其反射區。與呼吸系統的氣管、支氣管反射區重疊，在足背、足底均有。在左足底與胃的入口賁門反射區相接，而在右足底與肝臟反射區相聯（圖10、11）。

㈢胃的反射區

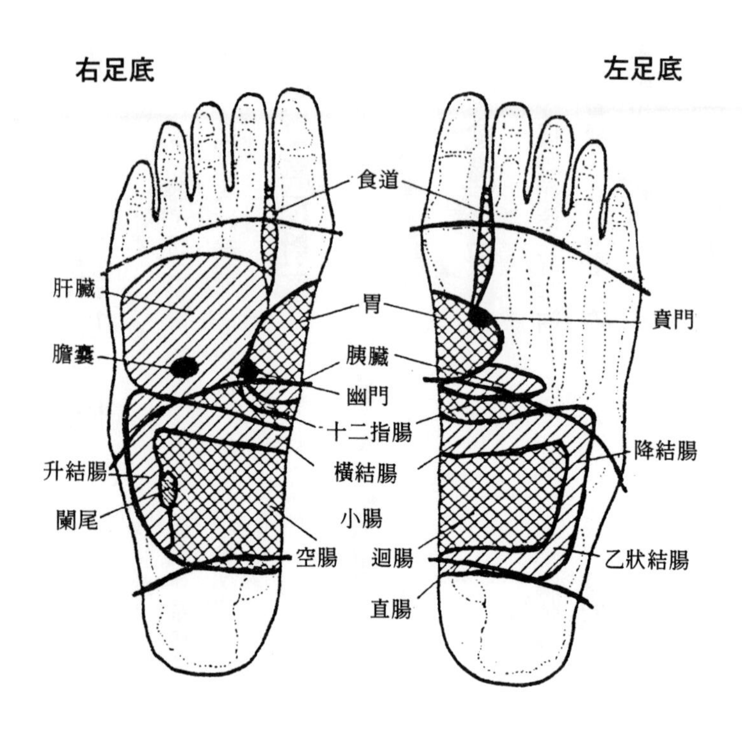

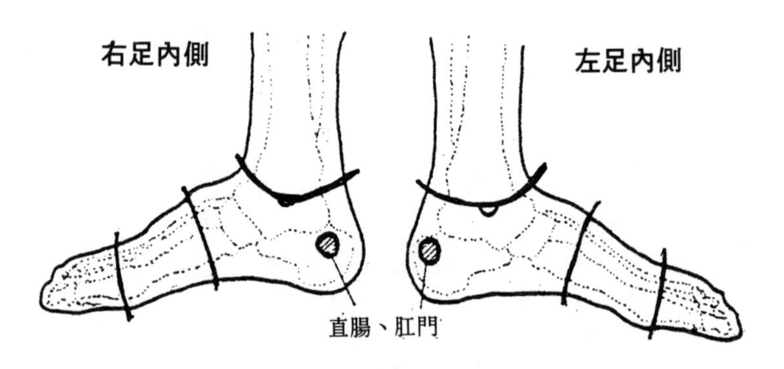

圖10　足底部消化系統反射區

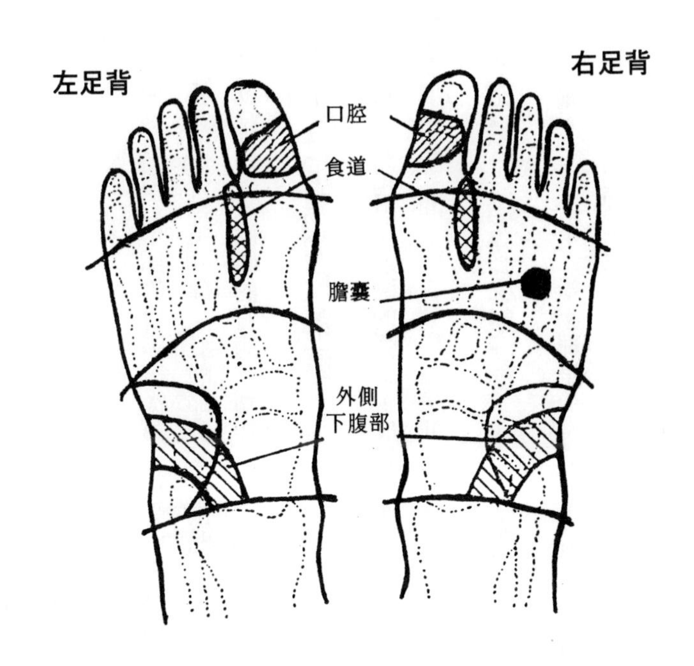

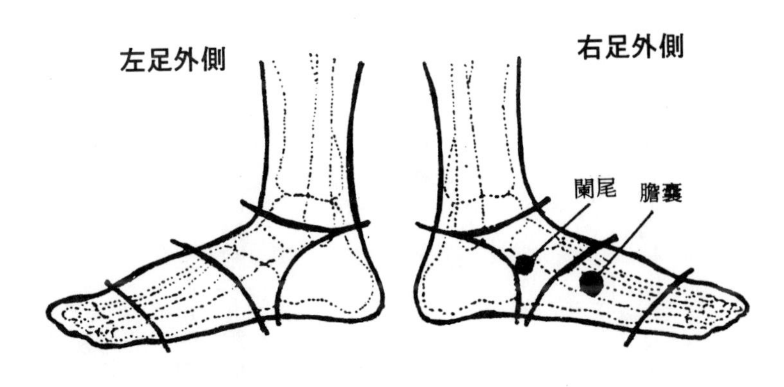

圖11　足背部消化系統反射區

位於左右兩側的足底部。在左足與食道反射區相接的部位為賁門反射區。位於左足的左半部的胃區，從第一跖骨中央附近到第二跖骨，呈半月狀的弧形，與橫軸第Ⅱ線重疊（圖10）。

位於右足的右半部的胃區，從第一跖骨中央到第二跖骨，呈半月弧形，止於足的內側緣。這一弧線與橫軸第Ⅱ線重疊的部分就是幽門（胃的出口部）反射區，而橫軸第Ⅱ線的上、下部分就是胰腺反射區的右側（圖10）。

㈣十二指腸的反射區

從顯示右足胃反射區的弧線，成銳角彎向內下方，止於右足內側緣，夾於左足胰腺反射區和左橫結腸之間，一直到橫軸第Ⅱ線這一區域，為十二指腸反射區（圖10）。

㈤空腸、迴腸反射區

空腸、迴腸、十二指腸都是小腸的一部分，在足反射圖上很難清楚地區分開空腸和迴腸究竟是從哪兒起到哪兒止。一般人認為足底的第一、第二、第三楔狀骨的肉紋即相當於空腸和迴腸反射區的分界線。在右足底被包於升結腸、橫結腸與橫軸第Ⅲ線之間的部分；在左足底被包於橫結腸、降結腸、乙狀結腸和直腸之間的部分為空腸與迴腸的反射區（圖10）。

㈥結腸反射區

結腸反射區包括升結腸、橫結腸、降結腸、乙狀結腸、直腸和肛門（圖10）。

1. 升結腸反射區：位於右足底跟骨遠端三分之一處，沿外側面上行、跨過橫軸第Ⅱ線。
2. 橫結腸反射區：在右足底，與升結腸相接，略向下行，至內側面，橫跨左足底，從內側向外側稍向上行，在此，再次跨越橫軸第Ⅱ線。
3. 降結腸反射區：沿左足底外側，下行至跟骨三分之一處。
4. 乙狀結腸反射區：接降結腸反射區，橫跨跟骨至足內側。
5. 直腸反射區：在橫軸第Ⅲ線之上，入內側緣至跟部，與肛門反射區相接（圖10）。請注意，到直腸反射區後，其腸管反射區較其他結腸反射區稍狹窄。
6. 肛門反射區：位於兩足內側跟骨之後上端（圖10）。請注意，在此，直腸與肛門反射區為同一部位。據瑪魯卡多女士說，在臨床診治時，即使患者沒有患痔疾，而患有濕疹、腹瀉、直腸脫垂或腸腫瘤等盆腔疾病時，在進行足的觸診檢查時，肛門、直腸反射區會有明顯的壓痛。另外，如患有植物神經障礙、肛門括約肌常被壓縮，因此，對有神經障礙的患者進行直腸和肛門觸診時，如有以上所述現象，則宜在直腸、肛門反射區進行治療。

㈦闌尾反射區

位於足底骰骨處（圖10）。在實際治療時，術於足底對應的足背部位進行為好，操作起來較為方便。足背的闌尾反射區在右足外側，第五跖骨近端與外踝連線的下三分之一處。

當這一反射區感覺異常敏感，或有右下腹痛時，就應考慮是否患有闌尾炎。在進行按摩治療觀察時，應和外科醫生取得聯繫。按摩治療無效時，應及時手術，以免炎症發展，化膿穿孔導致腹膜炎。

㈧胰腺反射區

位於右足底，夾於胃與十二指腸反射區之間，橫跨橫軸第Ⅱ線；在左足底也是夾於胃與十二指腸反射區之間，延伸向左足中央部，橫跨橫軸第Ⅱ線（圖10）。這一反射區觸診時較難摸到。在對胃、十二指腸或肝病治療時，胰腺病同時也得到治療。中醫學認為脾的機能與上腹部各消化器官有密切的關係，因此，一般在對胃、十二指腸和肝的反射區進行治療時，也就對脾起了治療作用。此區也是治療糖尿病不可缺少的部位，治療糖尿病時，應和內分泌科醫生建立起密切的協作關係，在治療過程中應注意定期檢查血糖、尿糖。

㈨肝臟反射區

位於右足底，與右肺反射區重疊，占據著右足底從第二跖骨到第五跖骨的大部分（圖10

）。

㈩膽囊反射區

包含在肝臟反射區之中，位於右足底第三、第四跖骨間隙的近端，稍離橫軸第Ⅱ線（圖10）。膽囊反射區和闌尾反射區一樣，右足背對應部位也有其反射區，位於第三、第四跖骨間隙的足背部。足背的這些反射區經常應用於治療。

在右足底，從升結腸移行為橫結腸的部位上，有肝臟反射區；在左足底，橫結腸和降結腸的拐角上，有脾臟反射區。這兩個彎曲的部位應予注意。

另外，在右足底，橫軸第Ⅱ線上方，在第一、第二跖骨間隙的近端有幽門反射區，其相鄰的第二、第三趾骨間隙，有腎臟反射區，第三、第四趾骨間隙，稍稍偏離橫軸第Ⅱ線的地方有膽囊反射區，這三個反射區並行排列為一重要標誌。

五、呼吸系統反射區

呼吸系統反射區，位於橫線第Ⅰ線和第Ⅱ線之間（圖12、13）。

(一)鼻腔、咽喉反射區

與消化系統的口腔反射區重疊，即在足背，占有第一趾末節和近端的一半，左右兩足相對合而為一個反射區。在第一趾外側彎曲呈半圓形（圖12）。

(二)氣管、支氣管反射區

位置與食道反射區重疊，即足背和足底均有氣管和支氣管的反射區。此區在第一趾和第二趾之間，第一跖骨和第二跖骨的間隙，從趾骨末端向近端延伸到跖骨一半的部位，止於肺臟反射區之中（圖12、13）。

(三)肺反射區

此區在足反射療法中是最大的反射區，以氣管、支氣管反射區為頂點，成扇形在整個跖骨區展開。不論是足底和足背，均占據了第一跖骨至第五跖骨的全部（圖12、13），在足背與肋骨反射區重疊（圖12）。

(四)橫膈膜反射區

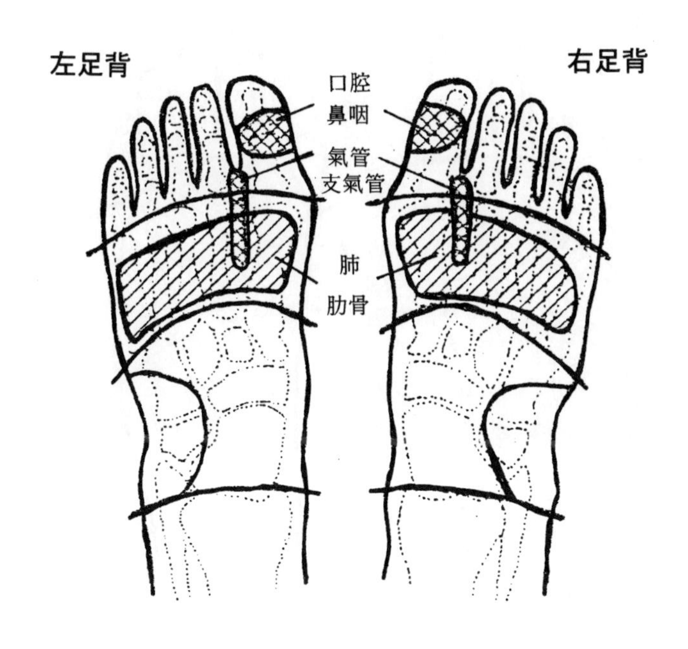

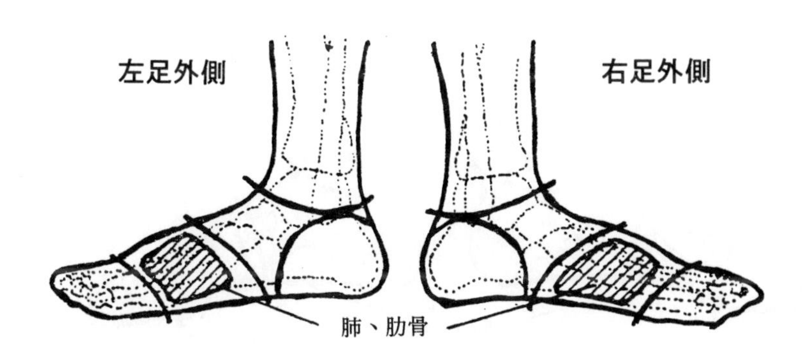

圖12　足背部呼吸系統反射區

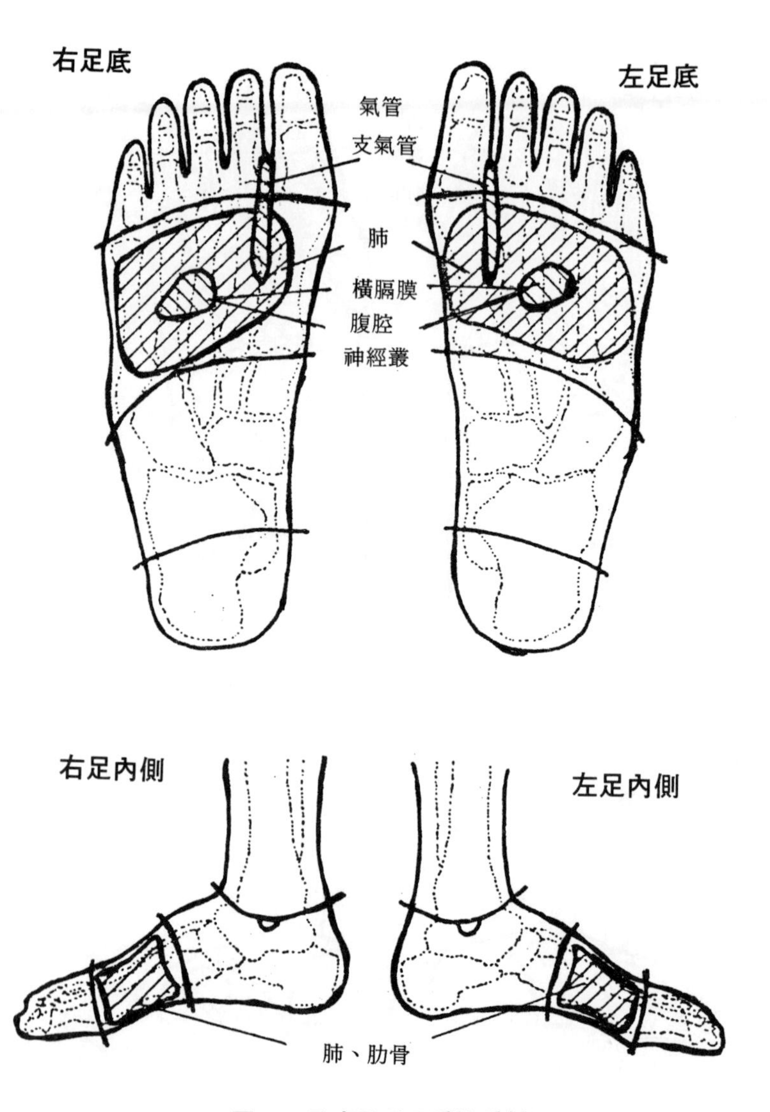

圖13　足底部呼吸系統反射區

位於肺反射區的中央，呈圓形。也可以說是位於橫軸第Ⅰ線與第Ⅱ線的中央，佔據著從第一跖骨和第二跖骨、第三跖骨和第四跖骨之間的位置（圖13）。橫膈膜反射區與腹腔神經叢反射區重疊（圖13）。對橫膈膜反射區刺激最大的部位有兩處，即第二、第三跖骨的正中部位和對腹腔神經叢刺激最敏感之點。

㈤腹腔神經叢反射區

與上述橫膈反射區重疊（圖13）。腹腔神經叢在治療上佔有很重要的地位，由於刺激這一反射區有鎮靜作用，所以，應將按摩腹腔神經叢列入治療常規之中，這一點應予重視。

六、心臟反射區

心臟反射區，分臟器反射區和帶狀關聯反射區兩部分（圖14）。臟器反射區中的胸骨反射區在足背部，而胸廓上部的反射區在足掌部。關聯反射區在左足底的臟器反射區的外側。心臟反射區在部位上與上肢帶反射區重疊，不過，僅在左足上重疊（圖14、15）。

吉元先生從經驗得知，對關聯反射區進行治療與對臟器反射區進行治療同樣有效。當然，在這兩個反射區同時進行治療，或配合其他療法也是可以的。

對心臟臟器反射區給予刺激的強度不同，其作用也不相同，弱的和中等刺激有興奮作用，強度刺激有抑制作用。在治療心臟臟器疾病時，不能只想到其症狀區，還要考慮到關聯反射區。因為，在多數情況下，如內分泌疾病的甲狀腺機能亢進症、甲狀腺機能低下症，呼吸系統疾病的哮喘、肺心病，消化系統的肝硬化腹水等，也會引起心悸、氣短等類似心臟病的症狀，治療時，就必須標本兼治。

七、淋巴系統反射區

㈠頸部淋巴腺反射區

也稱為上部淋巴腺反射區，位於足趾間的趾跟部，呈凹字形，足掌、足背兩面均有（圖16、17）。

㈡扁桃腺反射區

是頭、頸部最大的淋巴腺反射區，橫臥於拇趾外側跟部。大多數人的這一反射區感覺都很敏感。淋巴系統也是最易遭受外傷的部位，造成淋巴系統異常的原因很多，如感染、暴飲

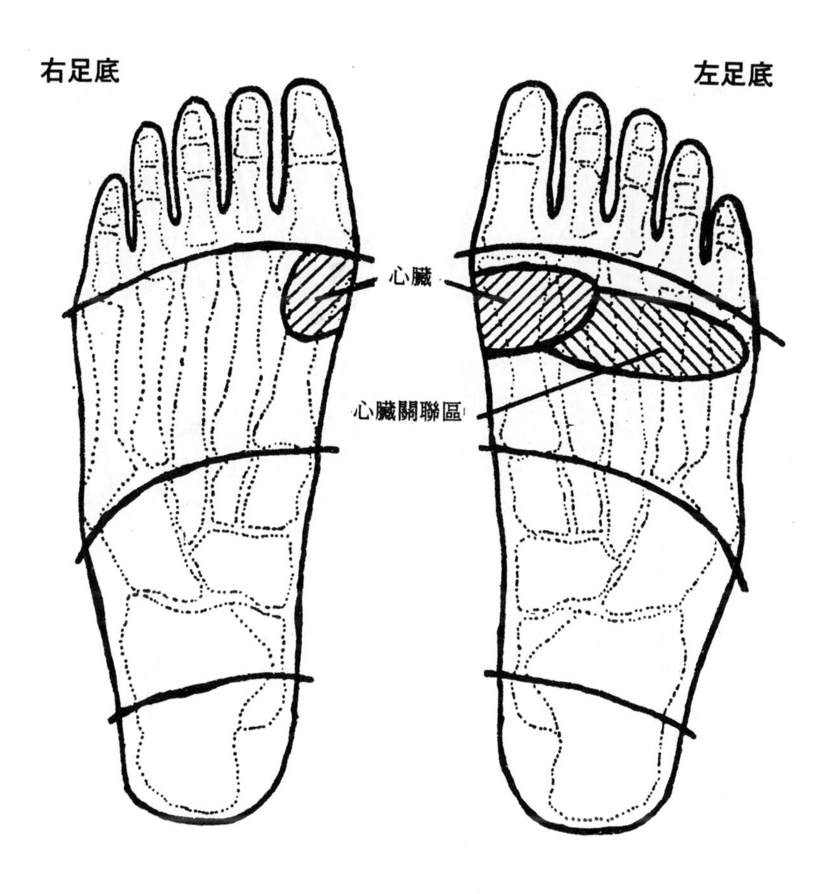

圖14　足底部心臟反射區

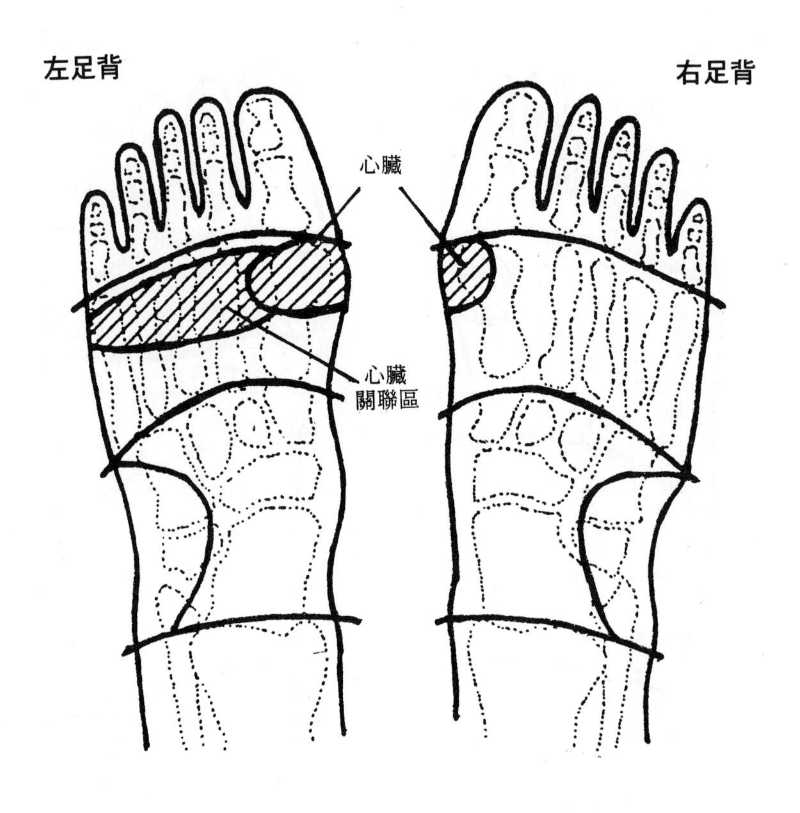

圖15　足背部心臟反射區

暴食、濫用藥物等。

㈢腋窩淋巴腺反射區

位於足掌、足背兩面的肩關節反射區下方，呈香蕉狀，在稍離橫軸第Ⅰ線下方。從足外側緣斜向上行，止於第四、第五跖骨間隙的遠端（圖16、17）。

㈣腹股溝淋巴腺反射區

在足背內踝和外踝的連線上，即在恥骨聯合和髖關節反射區之間，與足背橫軸第Ⅲ線相鄰（圖16、17）。

㈤大腿部淋巴腺反射區

位於足的內、外側，小腿後方，相當於跟腿周圍（圖16、17）。

㈥盆腔淋巴腺反射區

占有足跟內、外兩側的大部分，其中也包括內分泌系統和生殖系統的反射區。

以上腹股溝部、大腿部、盆腔部的淋巴腺反射區是互相連接的，其中盆腔部淋巴腺反射

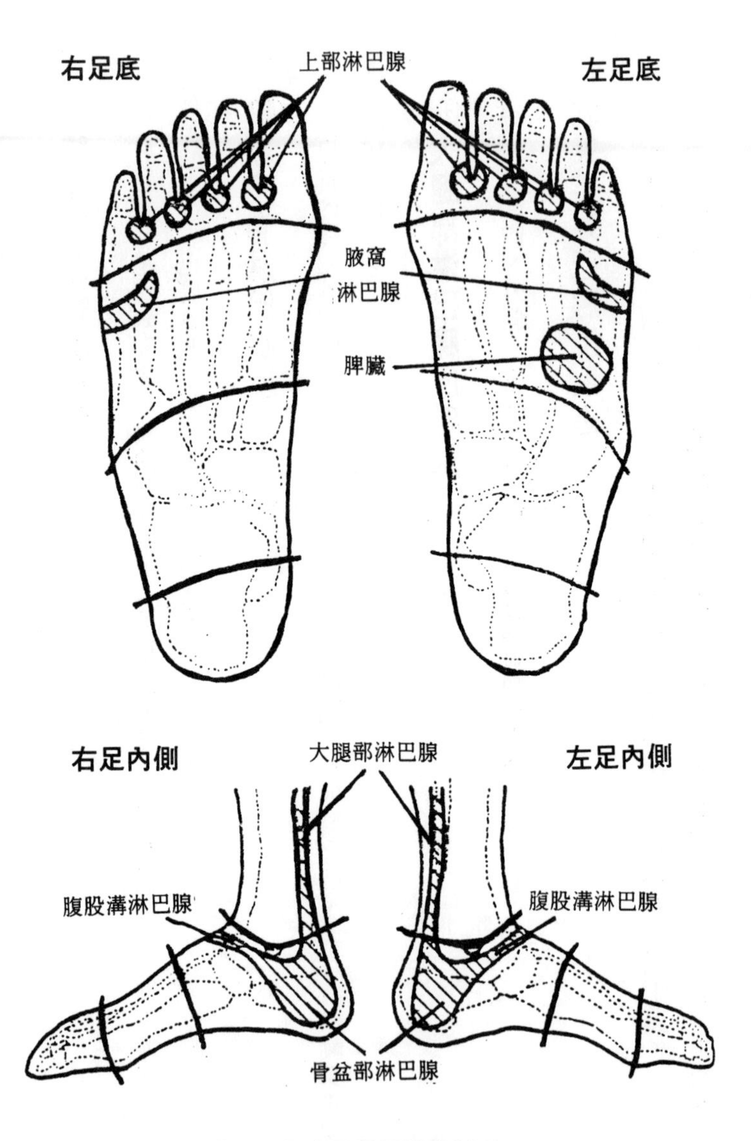

圖16　足底部淋巴腺反射區

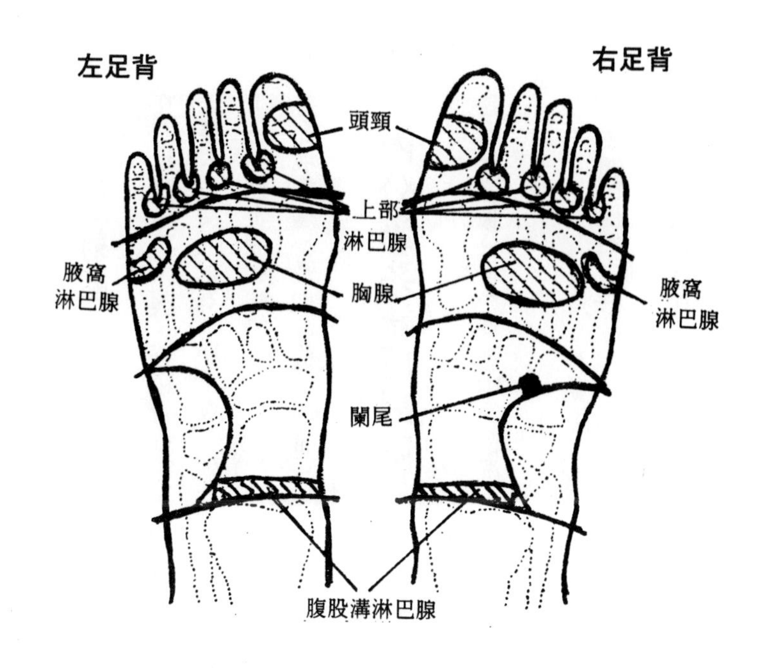

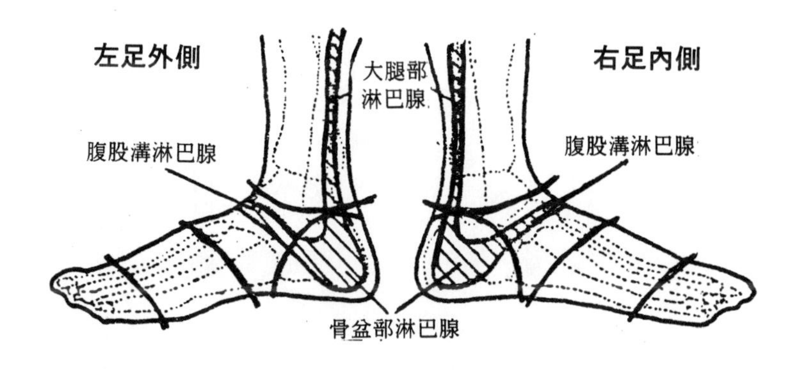

圖17　足背部淋巴腺反射區

區內側與距骨和跟骨重疊、外側與跟骨重疊。

㈦脾的反射區

在左足底第三、四、五跖骨近端，緊鄰第Ⅱ橫線之上方，呈圓形反射區（圖16）。瑪魯卡多女士認為：如患有下列疾病時，脾反射區就會有壓痛。

1. 急慢性炎症和感染。
2. 血液疾病（及血液成分異常）。
3. 各種過敏性疾病。
4. 疑為心肌梗塞時。

八、內分泌系統反射區

與內分泌腺分布於身體中的情況一樣，其反射區也廣泛地分布於足上，生殖系統反射區在此一併敍述。

㈠垂體反射區

集中於拇趾掌面中央最凸起的部位（圖18）。

㈡甲狀腺反射區

有一部分與項、頸的反射區重疊，位於足掌與足背（圖18、19）。

1. 足底甲狀腺反射區：占有拇趾近節近端的一半與第一跖骨遠端的一部分，跨於橫軸第Ⅰ線，外側呈半圓形，內側緣左右相對（圖18）。
2. 足背甲狀腺反射區：比足掌甲狀腺反射區小，僅拇趾近節近端的一部分跨於橫軸Ⅰ線（圖19）。

㈢胰腺反射區

因為胰腺既屬於內分泌系統，又屬於消化系統，故參見消化系統反射區胰腺部分。

㈣腎上腺反射區

此區和腎臟的反射區在部位上幾乎無法區別，因為腎上腺反射區就在腎臟反射區的上方，第二、第三趾骨間隙，稍離橫軸第Ⅱ線的地方（圖18）。腎上腺反射區不僅關係到腎臟病，而且也與各種過敏症、風濕症有一定關係，觸診時反應敏感。

㈤生殖系統反射區

從內踝下部通過足背至外踝下部。

1. 子宮、前列腺、睪丸反射區：位於足的內側內踝和跟骨下端連線的中點（圖18、19）。在其後端大致相同的高度，是肛門反射區。
2. 卵巢、睪丸關聯反射區：位於足的外側，外踝與跟骨後方連線的中點（圖19）。
3. 輸卵管、腹股溝管反射區：如同前述的腹股溝淋巴腺反射區一樣，此區呈帶狀，在足背部，從橫軸第Ⅲ線看，在腹股溝淋巴腺反射區的上方（圖18、19）。
4. 胸腺（胸部腺）反射區：在瑪魯卡多女士的著作中，此反射區被稱為胸部腺反射區，它包括乳腺和胸腺反射區。位於足背中央第二、三、四跖骨中央，呈圓形反射區（圖17）。此區比位於足底的腹腔神經叢反射區略微大一些，並與腹腔神經叢反射區大致成為上下相對，形狀相似的兩個反射區。瑪魯卡多女士認為，胸部腺反射區的敏感度，似乎與生殖系統及腋窩淋巴腺有關。在月經前到月經期出現的胸部脹痛等，按摩該反射區有效。吉元先生也認為按摩此區，對分娩後哺乳、乳汁分泌不暢等原因所引起的乳房疼痛、腫脹等有效。

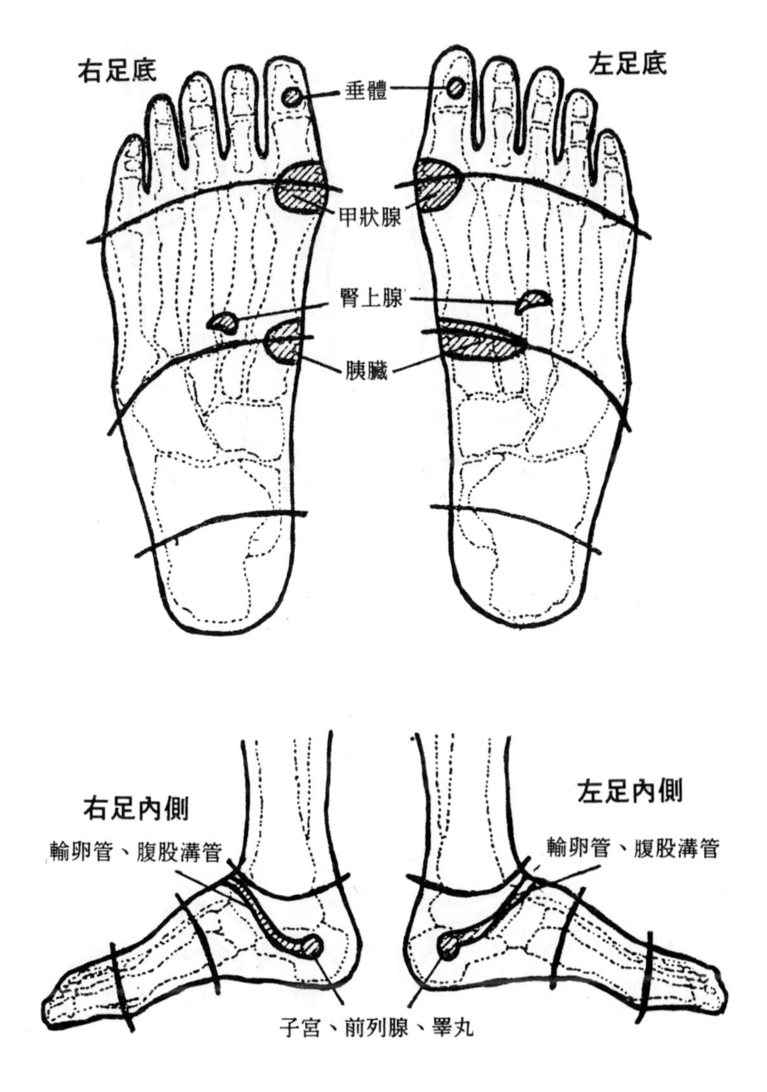

圖18　足底部內分泌系統反射區

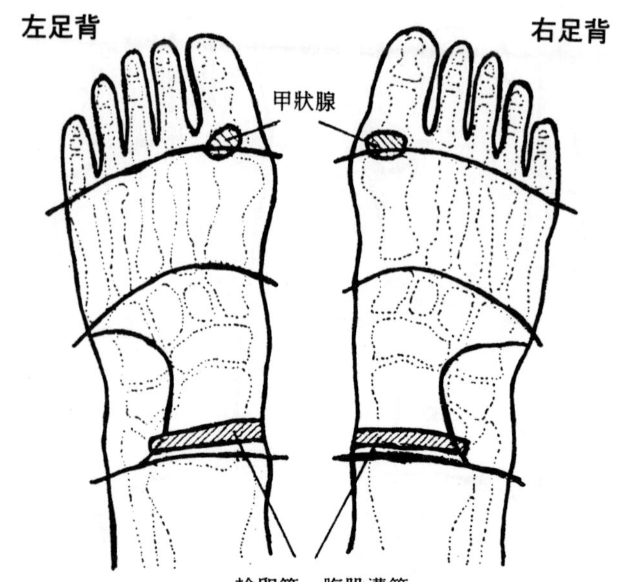

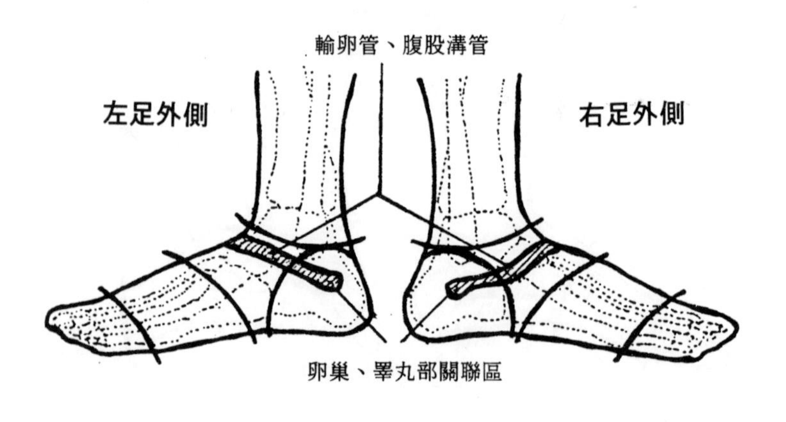

圖19　足背部內分泌系統反射區

九、手足相關法

在瑪薩福瑞、瑪魯卡多二氏的專著和其他資料中，都有這樣的論述：「在足反射圖上，沒有從肘至手指、膝到腳趾的外周穴區，遇到這些部位疾病就以手足相關法進行治療。」

所謂手足相關法，是指人的手和腳、腕關節和踝關節、前臂和小腿、膝關節和肘關節、肩關節和髖關節、上臂和大腿、頸椎和尾骨、肩甲部和骨盆部等，都有相對應的關係，某處的疾病可在相對應的部位予以治療（圖20）。此種相對應的關係不但上下相對應，而且左右兩側肢體的相同部位也是對應關係。但是在這些資料中都沒有對這種對應的相互關係給予明確的解釋，人們不能理解為什麼它們之間相對應。

事實上，如果以生物全息律和穴位全息律來解釋，這些問題均能得到滿意的答覆。

依據全息胚學說的生物全息律和穴位全息律的觀點：

Ⓐ以長骨為脊椎的大節肢和整體相對獨立部分都是全息胚。Ⓑ全息胚的各個部位，都分別在整體和其他全息胚上有各自的對應部位。Ⓒ在生長軸線連續的兩個全息胚，生物學特性最大的兩端總是處於相隔最遠的位置，從而將對立的兩極連在一起。Ⓓ處於相同級的全息胚，向著相同方向轉化，則這些同級的全息胚對應部位之相似程度較大，因而這些全息胚之間

①手—足
②腕關節—踝關節
③前臂—小腿
④肘關節—膝關節
⑤上臂—大腿
⑥肩關節—髖關節
⑦肩部—盆腔部

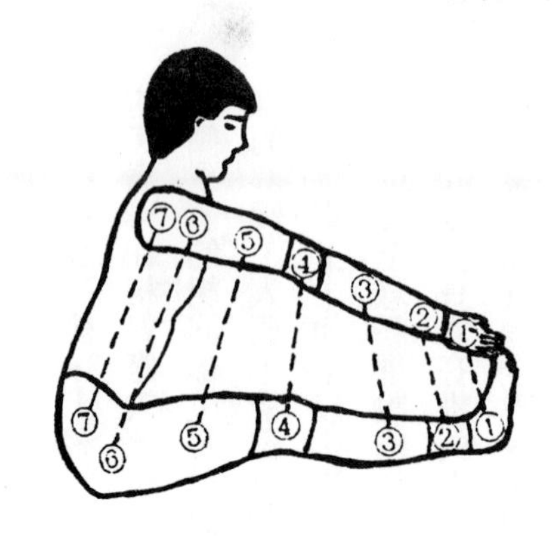

圖20　手足相關圖

的形態和結構也是相似的。如人的雙眼、雙耳、左右肢體之間。

人體的手和足為整體相對獨立部分是全息胚，大節肢也是全息胚，在生長軸線連續的兩個全息胚，相隔最遠的兩端生物學特性較大。因此，才有腕關節和踝關節相對應、肘關節和膝關節相對應……等。左右兩側是處於相同級的全息胚，故也是相對應的。因此，不但在大節肢相隔最遠的部位相互對應，而且人體左右兩側相同器官和相同部位也是相對應的。這也就解釋了中醫的上病下治、左病右治的原理。

手足相關法，嚴格地說已經超出了足反射區的範圍，應用手足相關法治療，實際上已經是多元反射區的應用問題了。

手足相關法在治療應用中有非常驚人的效果，應用此法對如腕損傷、足踝關節損傷、頸肩等疾病治療，常能得到立竿見影的效果。

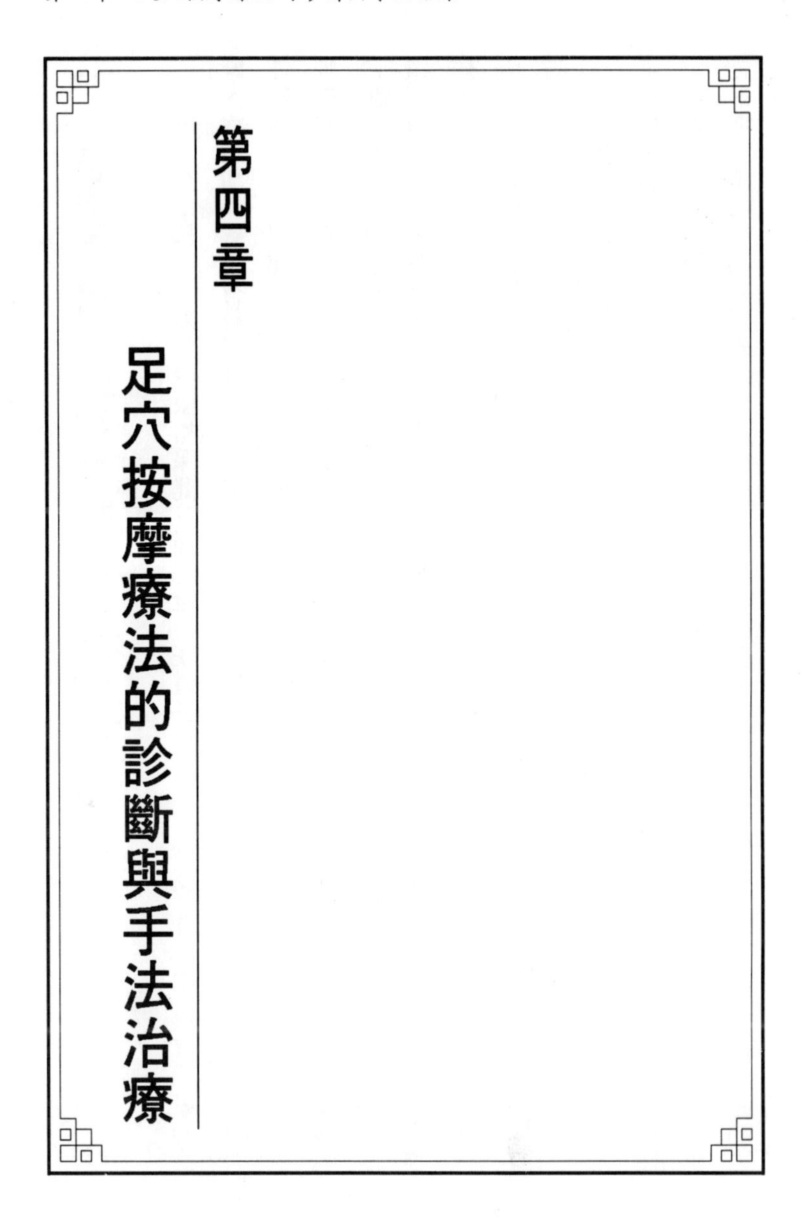

第四章　足穴按摩療法的診斷與手法治療

一、怎樣應用足穴按摩療法診斷疾病

足穴按摩具有診斷、治療和保健三種功能、在這三種功能中診斷是基礎，只有正確的論斷、治療和保健才有針對性。足穴按摩療法在臨床應用中，既可發現CT檢測不出來的功能性疾病，也可以彌補B超只能作形態診斷的不足。但並不是說此種方法是萬能的，它只能對那些現代設備難以診斷的功能性疾病進行輔助性診斷，說明哪種功能狀態失衡，而並不能具體說明是什麽性質的疾病。例如：在胃穴區發現陽性體徵，只能指出胃有病，並不能說明是潰瘍還是胃炎，是淺表性胃炎還是萎縮性胃炎。醫生在運用足穴按摩療法診病時，還要根據病人的主訴、病史、實驗室檢查、現代化器械檢查的結果，以及臨床經驗綜合分析來診斷。所以，摸腳診病只能作為一種輔助診斷的手段。而非醫務人員，應在醫生診斷的基礎上，在腳部尋找有病理信息的部位，進行按摩刺激使之達到治病和保健的目的。

摸腳診病是指在腳上進行觸診。所謂陽性體徵是指異常疼痛和「病理小結」。當我們用手指按壓各系統反射區時，如果所按穴區感覺異常疼痛，並能觸摸到這個穴區皮下有結節時，就說明和穴區同名器官有病了。這種異常疼痛和結節是同時存在的。所謂異常疼痛是區別於正常壓痛的。有人形象地將這種疼痛比作如同腳上有雞眼踏在石頭上一樣，雖然按壓的力並不大，卻疼痛難忍。為了區別痛是正常的還是異常的，可用同樣的力在周圍的或其他穴區、以及不是穴區的部位按壓，你可以發現，這些部位疼痛有差異。我們要尋找的就是那種感覺異常強烈的區域。找到這些區域，知道了該部位是什麼穴區，就能推知是什麼器官有毛病了。

應當指出的是每個人對疼痛的敏感程度有很大的差異，醫學上稱痛域不同，有的人痛域高，有的人痛域低。另外，每個穴區的敏感程度也不一樣，所以要特別注意使用的力度應均勻，準確地發現異常反射區。

所謂皮下結節，這些結節有圓形的、銳角形的、索條形的，也有的是小粒狀的。這種小結一般說來和異常疼痛同時存在。初學者因為手指的感覺還不夠好，不一定觸得到或不能區別是否是小結，這不要緊，摸得多了手下自然有體會，暫時摸不清也沒有關係，只要在異常疼痛區按摩和判斷就可以了。

關於體表壓痛，中國古代醫家早在兩千多年以前就有所認識，《靈樞背俞篇》中記載；「欲得而驗之，按其處，應在中而痛解。」即內臟有病，按壓體表某一部位，出現反應後，疼痛會隨即緩解。

足穴按摩法是通過足部的壓痛和觸到小硬塊來判斷和治療內臟病變的。因為內臟疾病可以反射在雙足上，通過在足部按摩，而使各器官功能正常，即「有諸內，必行諸外」。

在健康的情況下，對足部進行觸診不會引起疼痛。當人體內臟有病時，足部反射區除出現壓痛外，還會出現小丘疹小硬塊等病理產物，這種病理小結也稱之為積滯物。這種積滯物的產生有多種原因，在血液循環不良的情況下，逐步積滯在某些器官相對應的足穴上。人體器官與其相對應的反射區是互相通達的整體，按摩刺激這些反射區，能改善其末梢的血液循環，幫助消除毒素。按摩的過程就是血液淨化過程，它使毒素和積累的廢物釋放，並引流到血液中去，由腎和汗腺或通過肝臟，從膽道、腸道排泄出去。故改善末梢血液循環，這也是本療法重要的機理。

二、足穴按摩應採用的姿勢及注意事項

足穴按摩診斷和治療時，患者和術者可採用坐位和臥位兩種方式進行操作。

坐位：請患者坐在椅子上，最好是有扶手的沙發椅，這樣能使病人感到舒服，並在疼痛時可抓住扶手。診斷和治療時患者脫去鞋襪，將腿向前伸直，把腳放在一個支架上（類似外科換藥用的支腳架）。術者坐在患者對面，最好不要直對著，稍偏右斜一些，這樣操作起來方便。

臥位：病人仰臥在床上或檢查台上，床的高度以六十五公分左右為宜。兩足放在床的一

端，膝關節下面放一墊枕，使膝以下部位放鬆。另外在頭頸下也放一墊枕，以使術者能很好地觀察患者的反應。術者坐在患者腳對面的椅子上，不要太靠後，應稍靠前坐一點。患者兩腳大致對齊，離床的距離以能在操作時自由活動為度。為了避免受涼，在氣溫不高的時候，最好按摩哪隻腳，那隻腳先脫襪子，另一隻待做時再脫。患者還需將衣領、褲帶解開使全身放鬆。

以上兩種方式，各有優缺點，病情較重的或活動受限制的患者，以臥位為好。坐位節省室內空間，在任何條件下都可以操作，患者也感到輕鬆隨便，適於較輕患者。

操作時術者要修剪指甲、保持手的溫度，不能過冷以免刺激患者。術者在操作時要隨時觀察病人的表情，以便了解是否有疼痛感。當觸到某種病理小結或肌肉的病理性改變時，術者不要流露出特殊的表情，以避免醫源性刺激。

關於使用塑料袋和護膚脂：

目前國內外足反射治療或健康法的操作者，不少人還是採用以手對腳的直接接觸按摩。自一九八五年我們改為先在腳上塗護膚脂，然後再套一個塑料袋，在塑料袋外按摩。塑料袋每人每次一個，解決了交叉感染問題。在此之前我們為了解決交叉感染問題，每治完一個病人都用消毒液泡手。雖然過氧乙酸和次氯酸鈉這兩種消毒液能達到消毒目的，但對手的刺激太大；此外，每次泡手要十分鐘以上，很浪費時間。冬天泡過的手很涼，不能馬上去治療另一個病人。有時雖然經過泡手消毒，患者還是擔心交叉感染。故在腳部套塑料袋，不僅解決交叉感染問題，也解決了腳部保暖的問題。

用護膚脂是為了潤滑皮膚和避免搓破患者皮膚。根據我們的經驗，以硅霜類護膚脂最好。甘油類物質過滑也容易污染褲襪。此外，護膚脂還能對腳乾裂的病人有治療作用，頗受歡迎。

三、運用中醫整體觀辨證論治

㈠分區辨證論治法亦稱基症關療法

足穴按摩在臨床治療中首先強調的是整體觀念。因此治療中首先要在腳部諸多的反射區和穴位上，分成「基本區，症狀區，關聯區」。分區來確定哪些穴是「主穴」和「配穴」，形成如同處方用藥一樣「君、臣、佐、使」的完整的治療方案。

此外，還要根據病人的體質、病情的不同而在手法刺激上應用虛實補瀉，也就是在刺激力度的強弱、時間的長短、頻率的快慢上要有所區別。

分區治療法也可簡稱為「基症關」治療法。所謂「基症關」治療法是根據病人的不同病種，不同的病情，不同的體質，選擇三類不同的反射區，有機地結合起來，有針對性地進行按摩治療。這三類反射區分別為基本反射區，症狀反射區和關聯反射區，即是「基、症、關」反射區。

基本反射區，是指在治療中最重要的反射區。無論是治病或保健，凡是那些需要做整體調節，提高免疫功能，增強神經——體液調節活力的慢性病和老年退行性病變，以及整體虛弱者都必須首先按摩基本反射區。基本反射區包括：大腦、頸、腹腔神經叢、腦下垂體、腎上腺、腎、輸尿管、膀胱這八個穴區（圖21）。

八個基本反射區是根據足穴按摩治病的根本原理而製定的。前面提過，足穴按摩是通過對失衡的某些機體功能狀態的調節來治療疾病的。修復和調節失衡器官，首先和主要的是神經和神經——體液調節系統起重要作用。

中樞神經系統，大腦皮層的活動是整個人體的總司令部，大腦皮層共有六層結構，其一、二、四層是接收和處理信息的；三、五、六層是傳出纖維神經原，直接參與調整和修復功能狀態失衡的。

體液調節系統，包括血液、淋巴液、組織液。它們參與營養物質和水的代謝、以及生物活性物質（酶、維生素、激素、神經遞質）代謝過程的平衡，體液調節系統是和神經系統互相作用調節機體的功能狀態的。

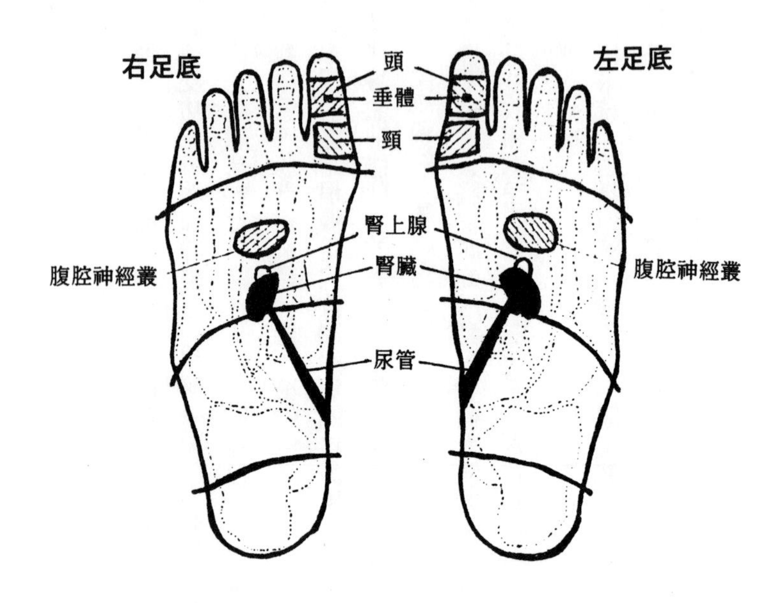

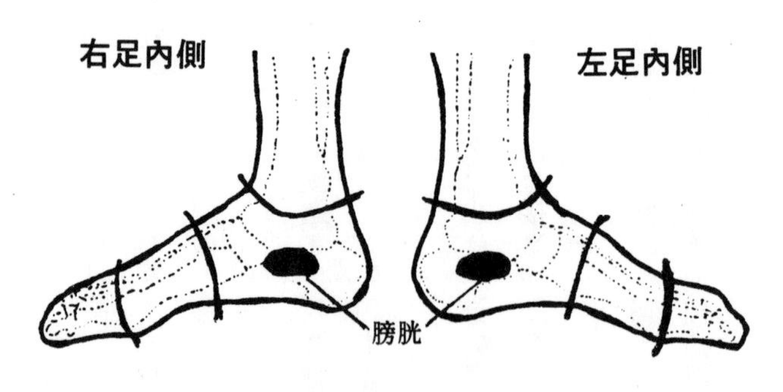

圖21　基本反射區

我們所確立的基本區，就是對這個主要調節系統進行手法刺激，使其增加活力達到機體功能修復和調節的作用。調節神經——體液循環，非常類似中醫學說的扶正和調養腎氣的理論。即所謂「腎氣弱則假衰多病，腎氣強則身強而耐老」。腎臟元氣是「陰陽之根蒂，生命之門戶，造化之樞紐」。元氣的功能與現代醫學所稱的遺傳密碼、生物鐘，免疫系統，內分泌體液調節系統的功能十分相似。研究證明衰老和免疫系統的胸腺，以及下丘腦—垂體—性腺系統功能衰退有直接關係。

症狀反射區，是指自我感覺的主要痛苦和疾病的相對應的部位。如頭痛、疼痛的頭部就是症狀區，胃痛，胃的穴區就是症狀區，肝病，肝穴就是其症狀區等等。

關聯區，是指和主要疾病有關聯的器官所對應的穴區。這裡有兩層意思：

一是，可以把除基本區和症狀區以外，在觸診時有陽性體徵的穴區作為關聯區。例如頭痛，除基本區和症狀區的頭穴外，還發現脊椎的某些穴區有壓痛，那麼這些壓痛的穴區就可以認為是其關聯區，很可能此頭痛的症狀和脊椎的疾病有直接的關係。

另一種情況，比如支氣管哮喘，按說症狀區應該是氣管和肺的穴區。但在此處卻沒有疼痛和病理小結，而明顯地反映在腎上腺等內分泌系統反射區上，這是因為支氣管哮喘主要是過敏原因引起的，那麼其關聯區實質上也就是症狀區。對待類似的這種情況可以不去管它，只要按著「基症關」的原則，分步驟去做就可以了。

二是，以中醫肺臟辨證的原則設關聯區，比如肝病和膽有直接關係，膽囊穴區可為關聯區。根據「肝開竅於目」的原則，肝和眼有關聯關係。又如根據「肺主皮毛」的原則，肺和皮膚有關聯關係等等。因此，我們說「基症關」治療法，實質上是在腳上的辨證施治，症狀區是治「標」的，基本區和關聯區相加則是治「本」的，「基症關」治療法是標本兼治，要比哪疼治哪的對症治療法療效好。

㈡定區尋穴

根據基、症、關分區法，對那些以虛為主及功能狀態低下的患者，在治療上以「扶正」為主。這類病人首先和重點要做基本區的點壓手法治療，每個穴給五十次點壓的治療量。由於足穴按摩的適應症多為功能性疾病，和一些其他方法效果不佳的慢性病，故多在基本區進行治療，基本區在治療中的意義就顯得重要。

症狀區應作為對症療法的穴區，一般給予三十次點壓的治療量。但是，對那些急性、亞急性疾病，如急性感染性疾病或軟組織損傷，以及在治療方針上以「祛邪」為主的疾病則不同，症狀區應作為主要的治療區，給予五十次的治療量。

在關聯區這類穴區上，常可以發現不同的病因，如頭痛，可能是神經精神性原因，脊椎關節方面的原因，循環血管方面的原因等多種。如果我們除症狀區外發現頸部、肩部、斜方肌有異常壓痛及病理小結或病理性肌抵抗，那麼此頭痛很可能是由於頸椎病引起的。

在臨床上我們常以關聯區穴位作為辨證施治的輔助手段。關聯區可分為三個層次。

第一層次，術者可以把除了症狀區、基本區以外，還發現有異常壓痛和病理小結或病理性肌抵抗的穴區定為關聯區。

第二層次，以中醫臟腑辨證學說為理論依據，設相關的某些穴區為關聯區。例如，根據「肺開竅於鼻」的原則，肺及氣管的疾病點壓鼻穴，鼻疾病點壓肺穴。根據「肺與大腸相表裡」的原則。大便乾燥時點壓肺的穴區，反之肺和氣管疾病點壓大腸某些穴區等等。

第三層次，尋找足部經絡穴位加強治療的效果。雙足既然有全身各系統各器官的反射投影，那麼也一定有全身經絡的投影。例如，胃部疾病，除點壓胃的穴區外，還可以在足的脊椎反射區的兩側，尋找胃俞穴區，膽的疾病可在脊椎反射區尋找膽俞穴區。

我們對一般的疾病給予關聯區的治療量為每個穴區二十—三十次左右，特殊情況也可以多些或少些。這樣兩隻腳全部按摩完畢需三十分鐘左右。既可每日施術，也可隔日，十日為一個療程，一個療程完後，可休息兩天，也可接做第二個療程。

根據上述治療方法和程序，我們編了四句口訣，以便記憶。

定區尋穴，基症關。

壓揉搓叩，五二三。

捏握勾旋，覓手感。
虛實補瀉，辨證嚴。

㈢手法治療中的虛實補瀉

臨床治療中，我們一貫倡導的是辨虛實論補瀉。辨陰陽虛實寒熱，是中醫學臨床診斷和治療中很重要的方法，其目的就是對不同情況的病人給予區別對待，這也是辨證施治重要內容之一。在足穴按摩中，無論是對病人或保健者，診斷時就應辨別是虛還是實，然後再決定治療時用補還是用瀉。

辨虛實，就是辨別體質的強或弱，好或差。體質強，一般狀態好者為實；體質弱，一般狀態差著為虛。

在足部辨證時，除按一般診斷方法外，具體是對病人足部大拇趾腹施以按壓，以得到的手感來決定其虛實。按壓拇趾腹時感到肌肉綿軟無力，像壓在棉花上一樣，彈性差者為虛性；反之，壓之肌肉緊張度好而有力，彈性強者為實性。

所謂補瀉是指在按摩點壓手法刺激時，力度的大小，頻率的快慢，或由重到輕，或由輕到重有所不同，「虛則補之，實則瀉之」。應用補法時，按摩點穴的力度要緩慢地，慎重地從輕到重柔和地進行，頻率從慢到快；而瀉法則是快速地，流暢地從重到輕、從急到緩用力進行，頻率則是從快到慢。當然，在具體應用時也有中間型的，那就是所謂補瀉兼施，兼用兩種手法或採用兩者之間的力度和頻率。

關於按壓的力度，各派主張有所不同，有的主張越痛越好，有的主張壓至痛與不痛之間。我們主張力度以按壓到病人能耐受的程度為宜，也就是說，病人感到痛又能耐受得住，做完後病人感到很舒服的程度為最好。

另外，初次接受治療的病人，對疼痛都很敏感，耐受力也較差，做過幾次以後，病情有了好轉，耐受力也大大地增加了。因此，開始時還是要適當地用力輕些，逐漸增加，容易使病人接受，否則患者有可能因為疼痛而放棄治療。

在做點壓按摩時，不僅要運用指力，而且要巧妙地、機敏地運用和分配指力，隨著手指頻率和強度的變化，有時如寬闊的河川，河水緩慢地流動，有時又像深山峽谷的瀑布，快速地發瀉下來。無論是快或慢，急或緩，節律是很重要的，節律就是每一次點壓時間使用的力量應是均勻的，好比心跳、鐘擺的節奏一樣。節奏性和力度均是一致的，如果沒有節奏性，力量的釋放就不會均勻。

四、足穴按摩的八種治療手法

我們根據中國傳統手法，結合足穴治療需要，創立了八種手法。即壓、揉、搓、叩、捏、握、勾、旋八法。其中點壓是主要的手法，其他七種手法是點壓手法的變化。這些手法都包含者點穴的內容。

㈠手法

1. 壓法

壓法是通過拇指第一關節的屈伸運動進行的。僅手指而言，拇指有著特殊的作用，這是因為拇指是最柔軟、最靈活、也是最有力的手指。第一關節屈伸運動的角度也比其他手指大，可達九十度角。在拇指進行點壓足底時，其他手指就支在足背上，拇指點壓足背時，其他手指支在足底處。這樣操作是為了不使其他手指握緊足而約束拇指的運動（圖22①、②）。

拇指屈伸運動具體的操作程序是：先將拇指平行置於足上進行觸診。觸到有陽性體徵的穴區，也就是有異常壓痛、能觸及病理性小結或抵抗感的穴區後，在此穴位上突然屈起拇指關節。能量是從手的中心部向拇指的末梢放射，拇指由平時鬆弛狀態開始用力，將拇指第一關節最大限度地變成九十度，並施加壓力，使患者相應穴位受到壓力刺激。

待這個高峰一過，術者拇指放鬆放平，足穴的組織細胞就由被壓的狀態朝皮膚表面鬆弛開去，恢復到原來的狀態。

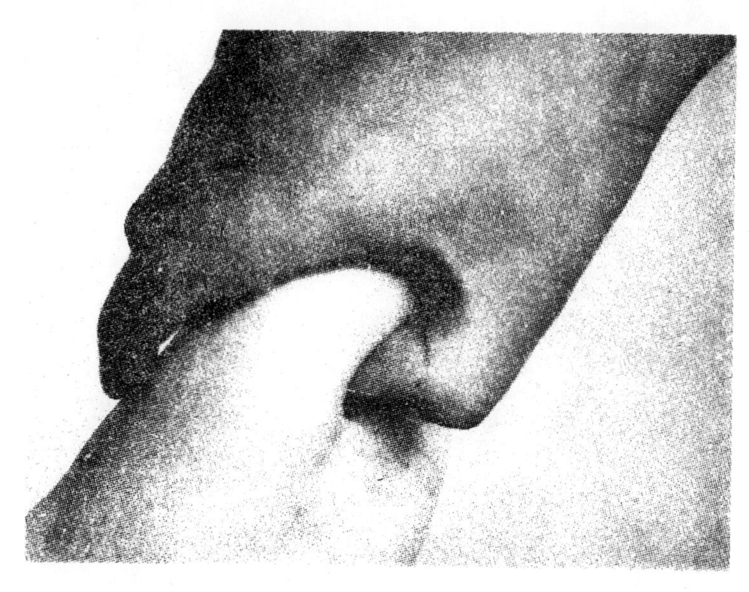

圖22① 手法：壓

一個屈伸動作之後，拇指不離開皮膚，而是接著重複下一次的同樣動作。如此反覆，做五十次、三十次或二十次均可。拇指屈伸運動，一定要保持節奏，有一定節律地將能量均勻地分配到相應穴區上，這就是點壓。其特點既不是以指代針壓上停留一定的時間，也不是以指腹平按在穴位上。

做點壓時，刺激點不是在拇指尖端，而是離指尖中央左右各數毫米的地方，以此為中心給予能量刺激。

動作要求拇指自始至終接觸足的皮膚向前方按壓。

術者的注意力要集中在拇指的動作上，當拇指彎曲成九十度角，垂直於足的皮膚上時，手指不能向前傾斜，如果

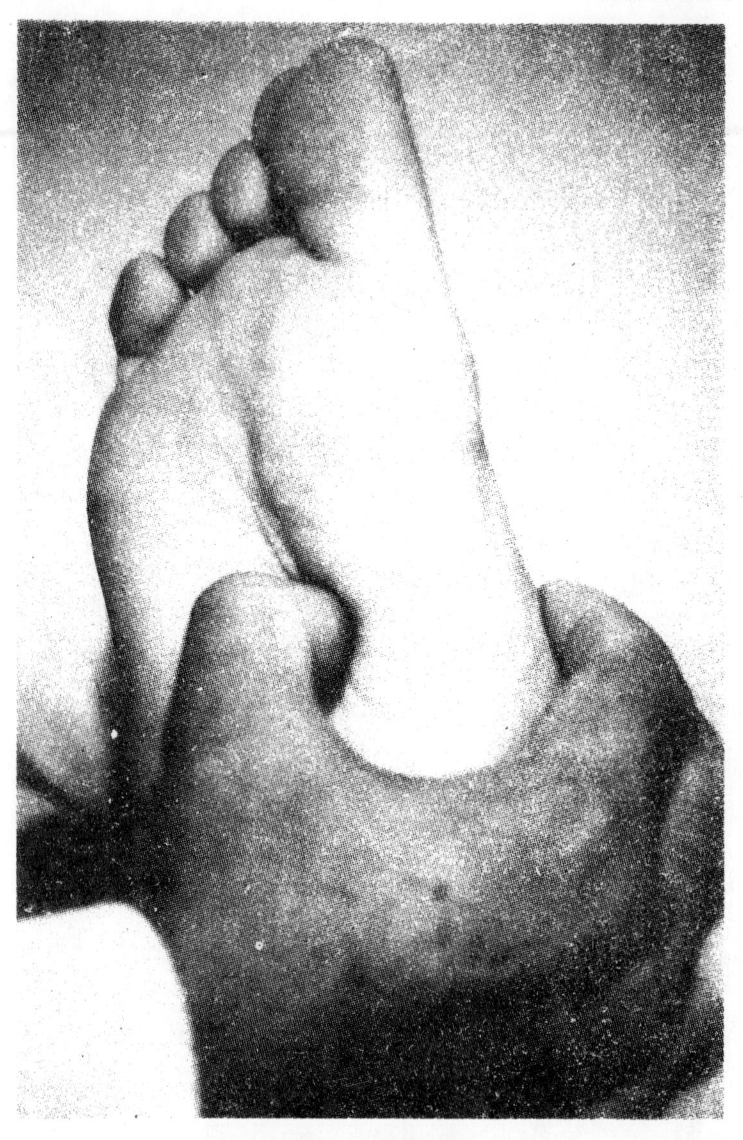

圖22② 手法：壓

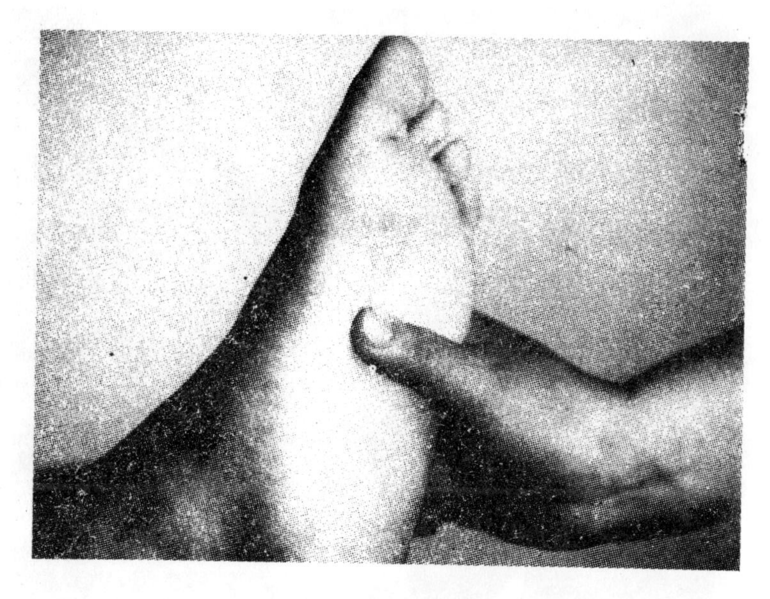

圖23　手法：揉

傾斜則有「指甲感」。初學者要隨時向患者詢問是否有指甲嵌著的感覺，如患者有嵌著的感覺，說明術者操作的動作不正確，應予糾正。

壓法在足穴按摩中應用最多，是點壓穴位的基本手法，適於對腎穴、腎上腺穴，胃及十二指腸、肝等穴區。

2.揉法

揉法是以拇指的前半部接觸足的穴位，從左向右做半圓形的壓揉動作。揉法和壓法不同之處是施壓力的面積較壓法大，是擴大了的點壓，揉中要帶有壓的動作，但又不同以指腹做圓周運動。揉法是針對較大的穴區，適用範圍很廣，如腹腔神經叢、肺、支氣管、結腸等穴區（圖23）。

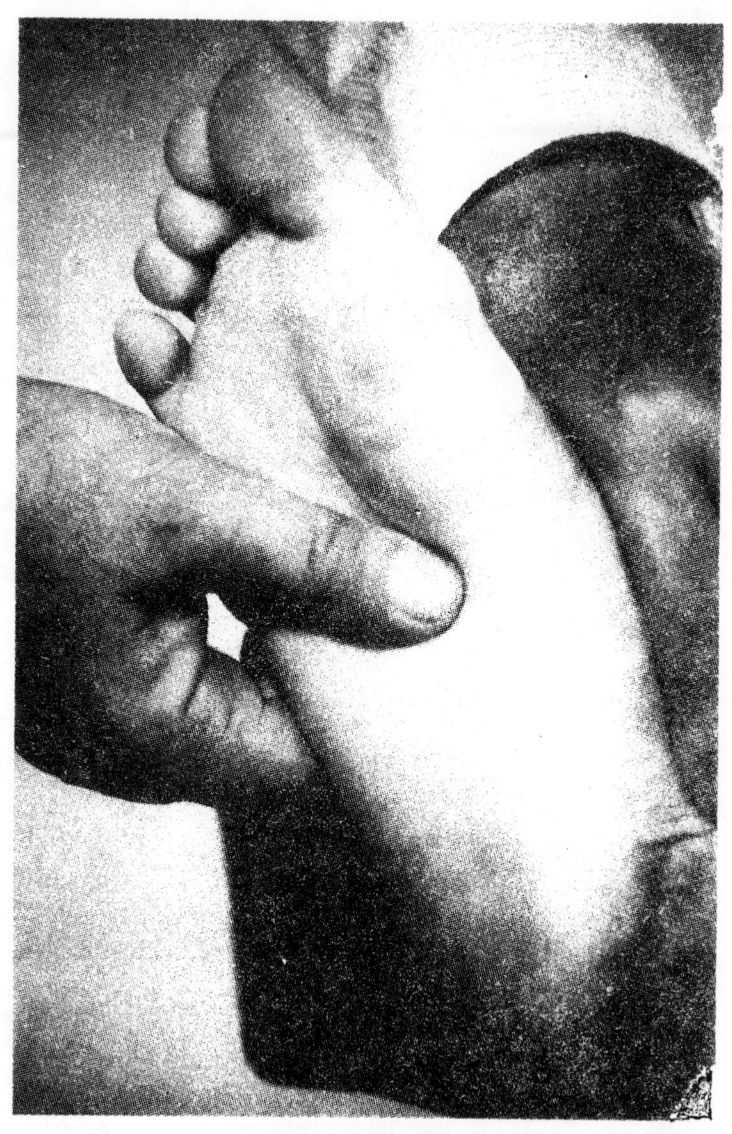

圖24　手法：搓

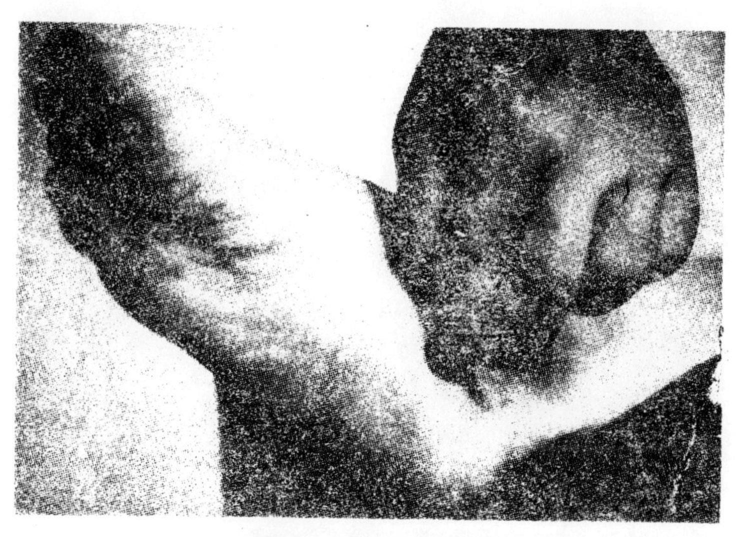

圖25　手法：食指叩

3.搓法

搓法是以拇指腹的上半部，從上到下或從下到上地搓壓，適用於幾個相距較近可連成一條線的穴區。如從腎穴搓到輸尿管、膀胱穴、升結腸至降結腸穴區（圖24）。

4.叩法

叩法有兩種方式：食指叩法，以拇、食指兩指的指腹相對，中指指腹放在食指的指甲上，三指合并捏緊，食指端略微突出，用腕部彈力上下動作行點叩法（圖25）。捏指叩法：手指微屈，五指端捏在一起，形成梅花狀，用腕部彈力上下動作行點叩法（圖26）。

叩法適用於足跟部較硬、肌肉少的穴區，如足跟的骨質增生和骨膜炎引起的足

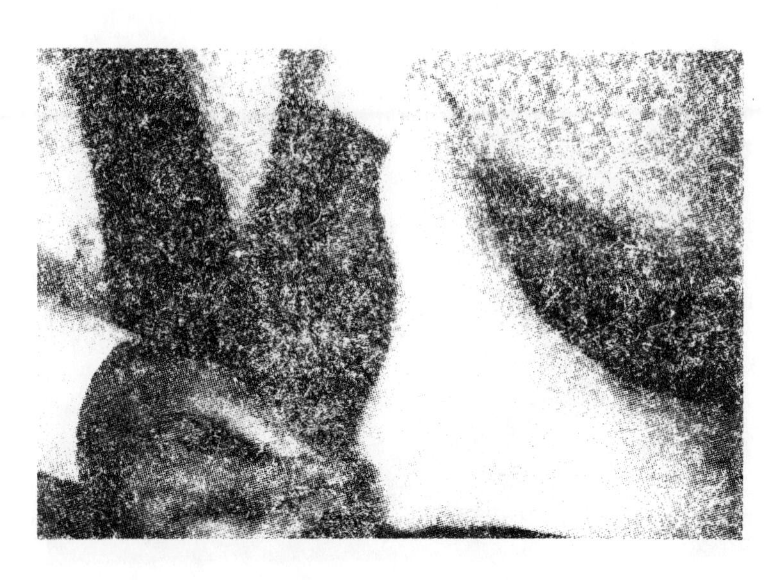

圖26　手法：捏指叩

跟痛，採用叩法治療效果就很好，有時經兩三次點叩，疼痛即能消失。

5.捏法

捏法是以拇指和食指分別捏在兩個穴位上同時點壓，或者以拇指在足底的一個穴位上，食指在足背的另一個穴位上同時點壓。此法多用於下部淋巴腺、膽囊穴、闌尾穴等。（圖27）。

6.握法

握法是以拇指以外的其他四個手指抓住在幾個穴位上，同時用力點壓。適用於足底部的指根上部淋巴區，胸椎、腰椎和骶骨同時有陽性體徵。此法也常用於自我保健按摩（圖28）。

7.勾法

勾法是以食指作彎勾樣，從下向上用

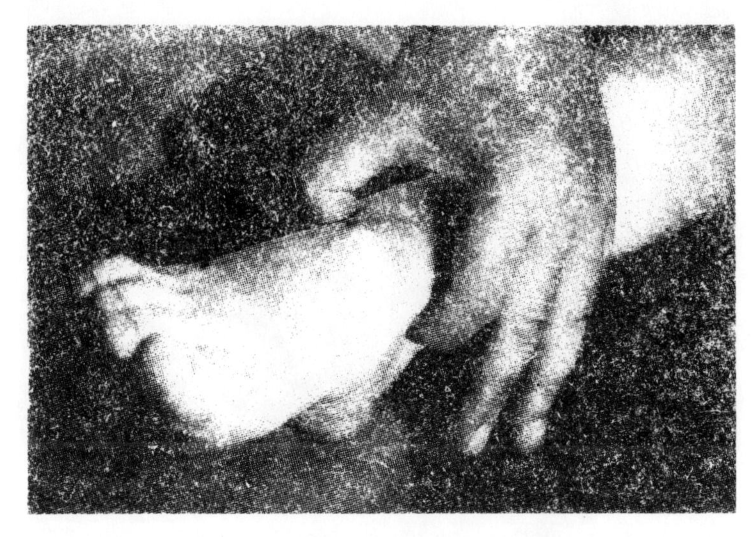

圖27　手法：捏

食指端點壓在穴位上，此手法多用於足外側關節穴位（圖29 ①②）。

8. **旋法**

旋法是以拇指和食指捏在穴位上做旋轉樣的壓揉，適用於腳趾中節或跟部的穴位，如頸椎穴（圖30）。

(二)手感

手法和手感是兩個不同的概念，但又互相滲透。練習手法，掌握正確手法的運用是獲得手感的唯一辦法。手法較具形象，手感比較抽象。只有當你有了較豐富的實踐經驗以後，手感才變得具體了。初學者常因觸摸不到的病理小結而困惑，但做多了熟練了，不僅能觸摸到很小的病理小結，而且還能感到哪個穴區的肌肉緊張度

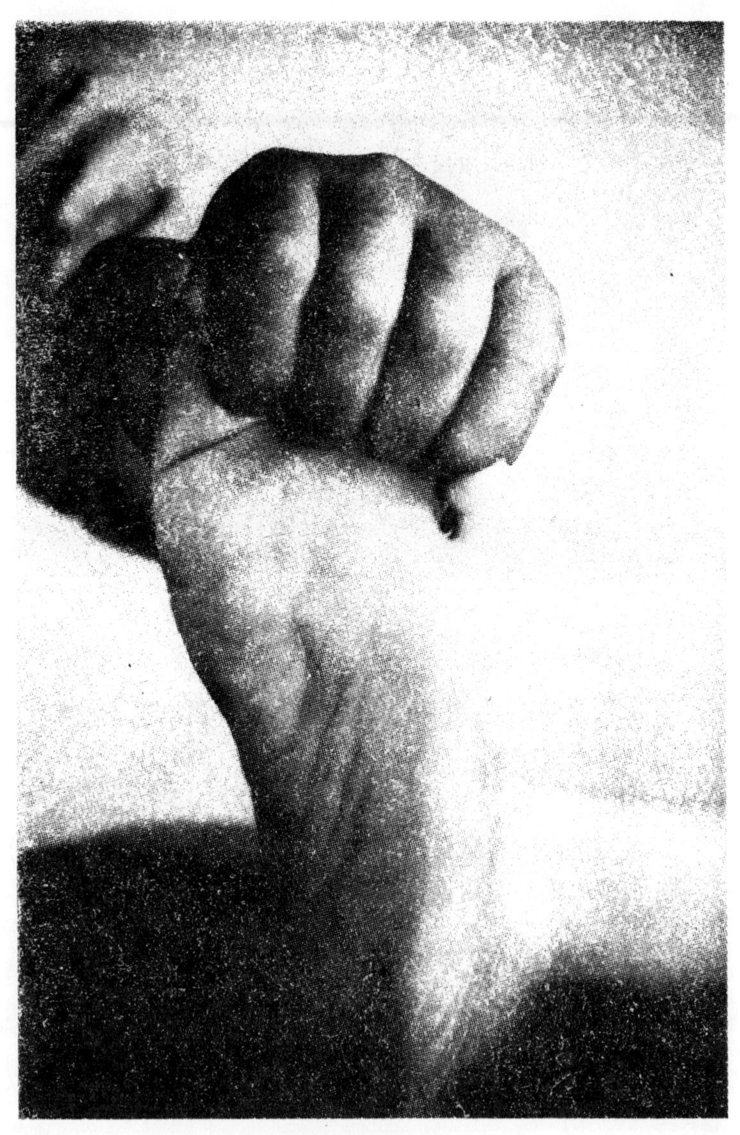

圖28　手法：握

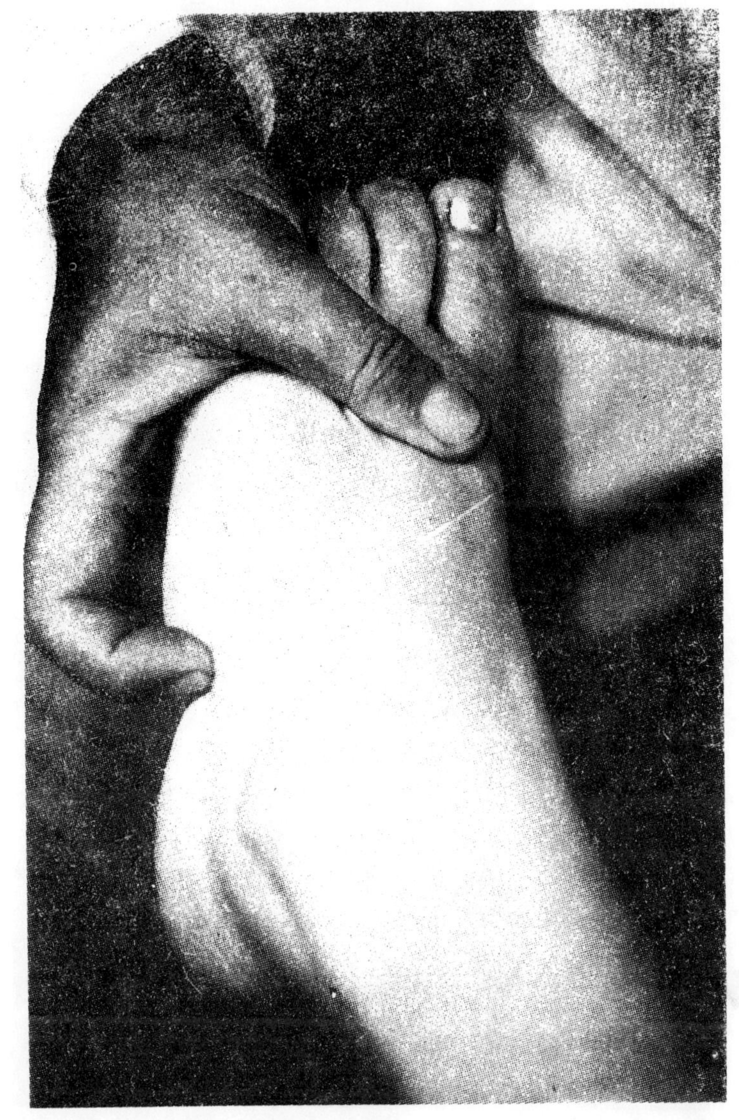

圖29　①手法：勾

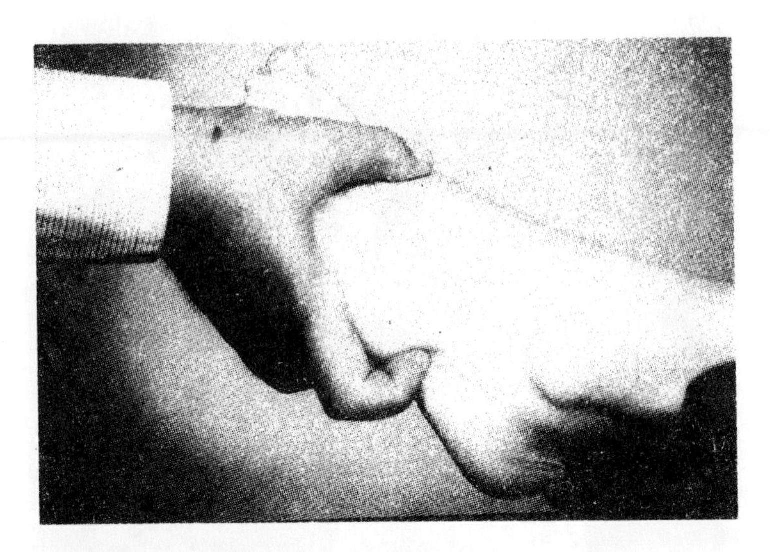

圖29　②手法：勾

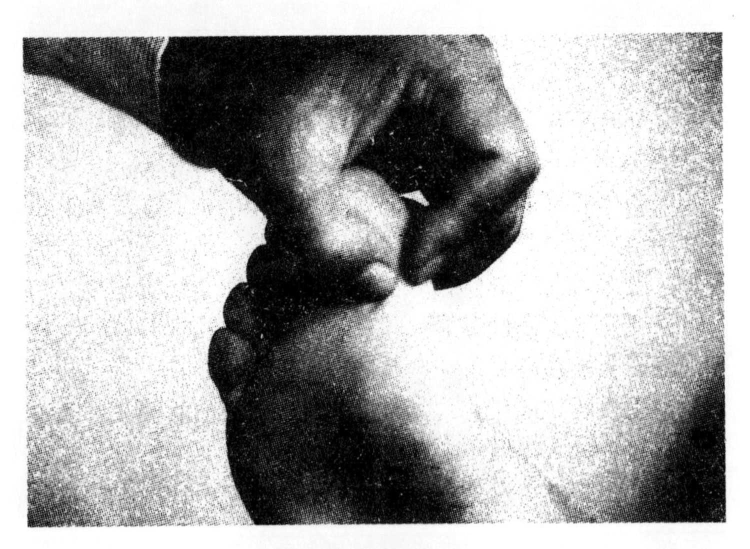

圖30　手法：旋

高是病理性的穴區，哪裡是正常的穴區。手感的培養需要一個實踐過程，而且在這個實踐過程中，特別應注意體察足部的細微變化。中醫講「寓診察於治療中」。手感包含著診斷和治療兩個方面，獲得手感便能取得治療疾病的主動權，所以說獲得手感的過程，也就是掌握治療規律的過程。

正因為手法和手感在足穴按摩中如此重要，所以我們不主張用器械按摩。使用按摩棒等器械固然省勁，但是異常壓痛；病理小結、肌內緊張等一切都摸不清了，其治療效果也就可想而知了。

五、足穴按摩療法的適應症及禁忌症

㈠足穴按摩的適應症

根據我們十多年的臨床實踐和對數以千計的病例分析，足穴按摩適應下列幾個方面的疾病：

對神經官能症（包括下丘腦植物神經功能紊亂，各臟器功能紊亂）和各種神經痛的明顯療效，可以看出足穴按摩對中樞神經系統興奮與抑制平衡有調節作用，對痛覺有明顯的阻斷作用。

對慢性胃腸病和小兒厭食、小兒消化不良有明顯療效，可觀察到此法對消化系統的消化吸收功能有很好的促進作用。

對各種變態反應性疾病，如過敏性哮喘、過敏性鼻炎、過敏性皮膚炎有明顯療效。由此可以看到，此法對神經內分泌系統的平衡有調整作用，明顯地提高了腎上腺皮質機能、產生了類似應用皮質激素（如可的松、強的松）的作用。

對各種炎症如乳腺炎、淋巴結及淋巴管炎、上呼吸道感染，喘息性氣管炎、小兒上感及呼吸道炎症遷延不癒有明顯療效，顯示此法對機體免疫功能的提高有明顯促進作用。

對於下肢深淺性靜脈脈管炎、墜積性皮膚炎有明顯療效，表明此法對血液循環有很好的促進作用。

綜上所述，說明足穴按摩療法對生理機能的調節有重要的意義，對各種功能性疾病有明顯的療效。這並不是說，它對器質性的疾病沒有意義。在我們的臨床實踐中，也有一些器質性的病變，例如上下肢急性損傷，腰部的扭傷等不宜做患處直接手法治療的疾病，採用足穴療法治療後，與其他治療方法相比，其療程之短，療效之好，令人驚訝不已。

㈡治療中的正常反應

在足穴按摩療法治療中，出現下列情況屬正常反應。

1. 睡眠增加，患者感到治療過程中非常困倦總想睡覺，夜裡睡眠加深，有時出現多夢等。此種反應表示患者機體的生理功能正在進行自我調整，正處於一種「保護性抑制」的狀態中。
2. 排汗增加，汗有時帶有臭味，或本來是不出汗的乾腳，經治療腳部出汗增加。
3. 排尿增加，並有奇臭，如果將尿液放置後將出現明顯的沉澱物。
4. 大便次數增加，臭味增加，排氣增加，甚至在治療時就想排氣。
5. 鼻粘膜、眼、氣管的分泌增加。
6. 女性患者出現白帶，或原有白帶，現在增加量或異味。
7. 出現口渴，飲水量加大。

上述這些現象都是治療過程中正常的反應，預示患者代謝功能開始逐漸地增強，體內廢物正在排出。

㈢治療的禁忌及注意事項

足穴按摩療法雖然無任何副作用，但有些不屬於本療法的適應症，或有下列諸項情況者最好不予治療：

1. 發燒待查者。
2. 下肢靜脈炎症或有血栓者。
3. 外科手術適應症者。
4. 足部有壞疽，感染或有化膿性病灶者。
5. 足部有骨折可能，尚未完全排除者。
6. 年老體弱、對疼痛耐受力差者。

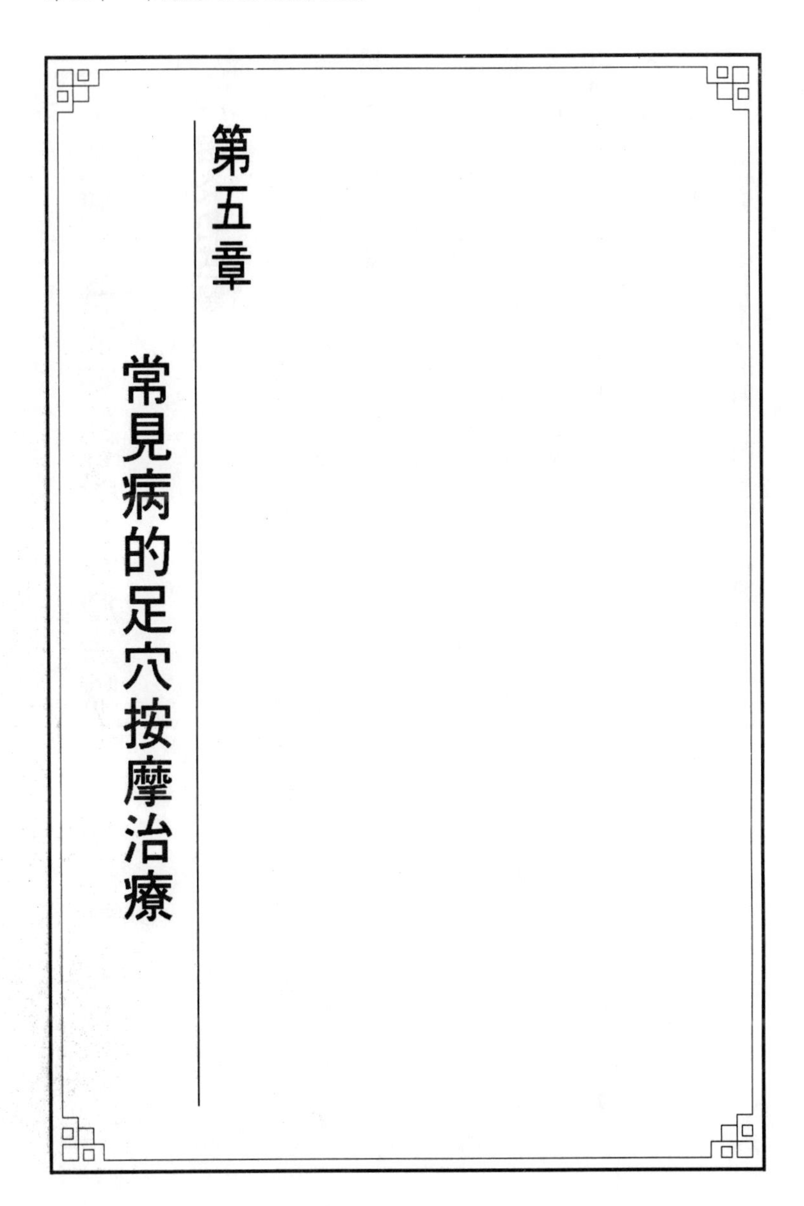

第五章　常見病的足穴按摩治療

一、呼吸系統疾病的足穴按摩治療

㈠咽炎和感冒

咽炎通常是指咽部的炎症，咽部是消化管上端的擴大部分，是呼吸道和消化道交叉部位。咽部的表面有粘膜覆蓋，並有豐富的血管，一旦細菌或病毒被吸入人體，就會在呼吸道粘膜上生長發育繁殖，或吸入了有害氣體累及粘膜，粘膜產生了一系列的炎症性病理變化，上皮細胞、粘膜下層等遭到破壞，都會出現咽症。

當人體受涼或疲勞時，全身的抵抗力降低，上呼吸道局部受涼，引起血管收縮，發生血液循環障礙，使局部的抵抗力也進一步降低。這時隱藏在呼吸道中的細菌、病毒便乘虛而入，引起感冒發病。足穴按摩對咽炎和感冒有較好的療效，它不但能增強免疫功能，而且也能增強各種生理功能，使機體能發揮其本身功能，抵抗細菌和病毒的感染，這是單純藥物療法所不能達到的。

足穴按摩要點：

1. 首先按摩基本反射區，改善整體狀態。

2. 按摩症狀區：咽、喉、氣管。
3. 按摩關聯區：淋巴腺各穴區，特別是上部淋巴腺穴區，上肢帶、肩、胸等穴區（圖31、32）。

㈡支氣管炎

支氣管為氣管的分支，分布在肺臟內。引起支氣管炎的原因大致有三個方面：一是有害氣體，二是塵埃或懸浮物裡的有害顆粒；三是致病的細菌和病毒。由於各種刺激，使氣管、支氣管粘膜發生炎症性改變，分泌物增加，引起咳嗽和防禦功能降低，就會發生急性炎症，形成急性支氣管炎。如果急性支氣管炎沒有及時或徹底治療，病情反覆，遷延不癒，就會形成慢性支氣管炎。這時呼吸的通道被破壞，使痰液滯留，通氣不暢，為細菌的繁殖創造了有利條件。如果病情繼續進展，就會影響肺泡，形成肺氣腫，久而久之，不僅可影響小循環以及心臟，而且還會發展成為肺源性心臟病。

慢性氣管炎是一種常見病、多發病，該病為病毒所感染，繼之合併細菌感染，部分病人可有哮喘症狀，稱為喘息性氣管炎。由於慢性氣管炎的影響，病人的綜合體力和免疫力逐漸下降，遇寒冷天氣或氣候變化，容易患感冒，而感冒又會誘發慢性氣管炎的急性發作，形成惡性循環。目前雖然不乏控制感染的藥物，但由於患者免疫力差和合併病毒感染，療效雖有

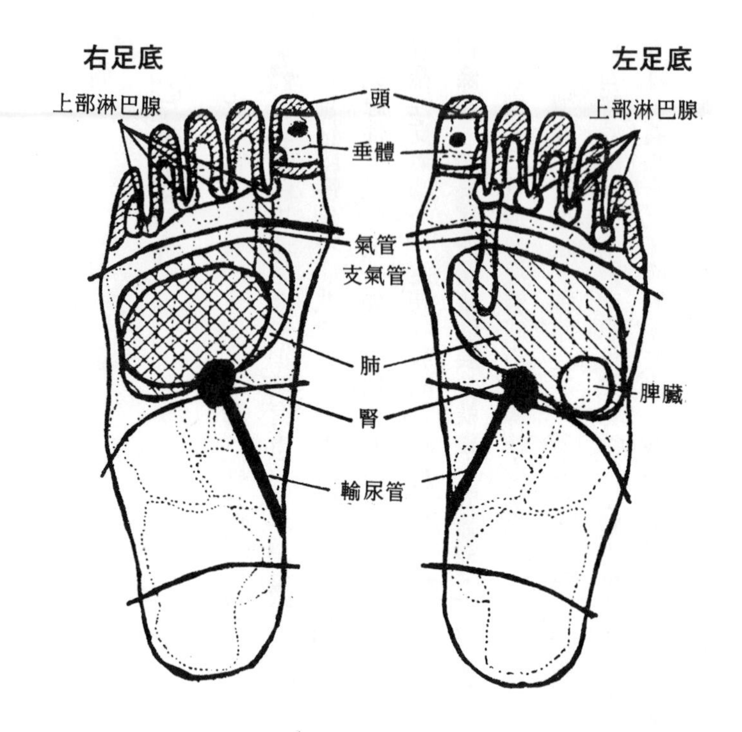

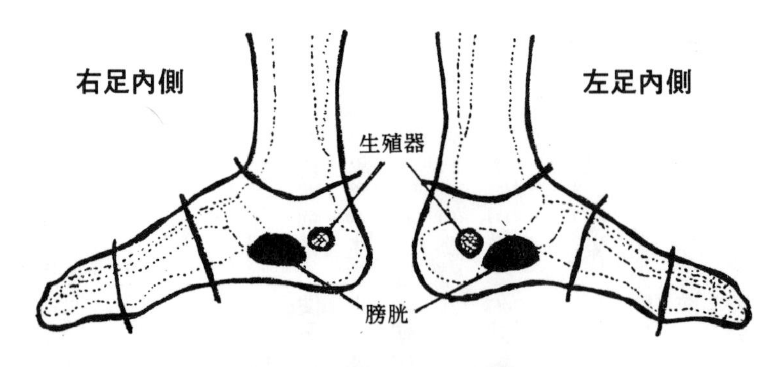

圖31　呼吸系統疾病的穴區

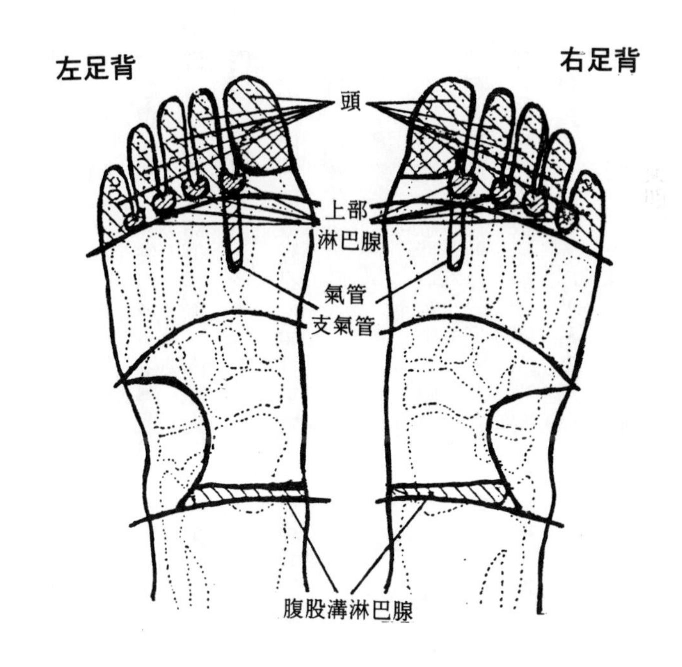

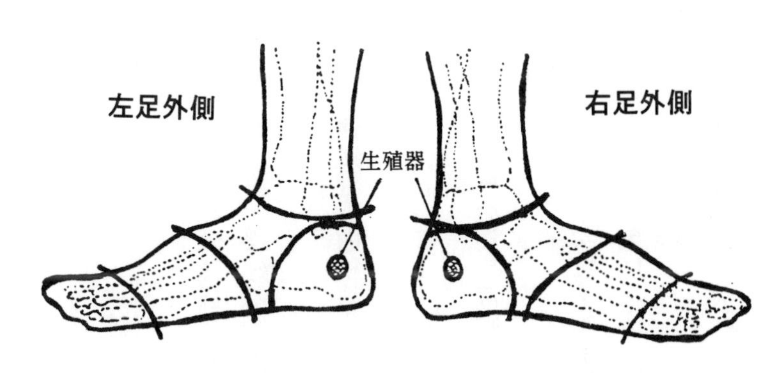

圖32　氣管、肺等呼吸系統疾病的穴區

，卻不夠徹底。

中醫認為：風寒、風熱外侵、邪侵肌表，肺氣不宣，清肅失職，痰液滋生，或感受燥氣，氣道乾燥，咽喉不利，肺津受灼，痰涎粘結，均可引起外感咳嗽。

若飲食不節，脾失健運，生濕聚痰，上犯於肺；或鬱怒傷肝，情志不和，氣鬱化火，肺受干擾，皆能導致內傷咳嗽。內臟失調，肺衛不足，易招外感，外感失治，遷延不癒，又可導致內傷，損傷肺氣，形成痼疾。

總之，中醫的觀點是：急性氣管炎來自風寒風熱之外感，而慢性氣管炎則和消化吸收、精神神經等內臟失調有關。

足穴按摩要點

1. 辨虛實：急性氣管炎多以實證為主，或實中有虛或虛中有實、故治療時常以瀉法為主，或補瀉兼施。慢性氣管炎多為虛證，常以補法為主或補中兼瀉。

2. 急性氣管炎以症狀區為主要治療目標，在氣管和肺的穴區投以五十次以上的治療量，此外對鼻、咽、喉等呼吸系統穴區，也給予適當的治療。為了提高病人的免疫機能，對淋巴腺諸穴區，特別是上部淋巴腺穴區也應給予高度重視，治療量應不少於三十次。

慢性氣管炎則應首先對整體功能的調節為重點，先做基本反射區，給予五十次以上的治療量。肺及氣管等呼吸系統穴區，作為症狀區，給予三十次以上的治療量。

3.對慢性氣管炎，特別是那些病程長、並有其他疾病的老年病人，除針對免疫功能注意按摩其淋巴系統諸穴區外，也應多檢查和治療那些除症狀以外的穴區，如胃、腸、肝、膽等穴區。發現有陽性體徵的穴區，作為關聯區每穴也應給予不少於二十次的治療量。

足穴按摩對氣管炎，特別是那些老年慢性病程的病人，有比較好的療效，對控制慢性氣管炎的急性發作，也是一種較好的手段。

㈢急性扁桃腺炎

急性扁桃腺炎是一種由鏈球菌引起的急性感染性疾病，呈高燒咽痛，並有全身中毒症狀，炎症發展可使扁桃腺化膿，扁桃腺腺體呈蜂窩樣化膿灶，查體時能看到腺體有白色分泌物浮著。使用青霉素族抗菌素治療，一般病程一周左右。如治療不徹底，扁桃腺內存留細菌，成為慢性病灶可反覆發作。此外，鏈球菌在體內可引起變態反應，引起風濕病，並可造成風濕性心臟病、關節炎及腎小球腎炎等疾病，對人體危害甚大。

如因反覆感染扁桃腺增生肥大，起不到防衛的作用時，扁桃體可以手術摘除。扁桃體被摘除以後，雖然消除了慢性病灶，減少反覆發作的機會，但同時也失去了一道人體抗病能力的防衛屏障。足穴按摩療法配合藥物治療急性感染，能增強機體的各種生理功能，特別是免疫功能，使機體發揮本身功能的作用，克服慢性病灶。這是單純藥物治療所不能達到的，也是足穴按摩療法的優勢。

足穴按摩要點

有效穴區為咽、喉、扁桃腺穴區和支氣管、氣管、肺區。在按摩這些穴區的同時，應注意按摩淋巴腺的穴區，以達到增強抗病能力的目的。按摩腎、輸尿管、膀胱穴區，加強這些器官排毒素的功能、按摩垂體、腎上腺穴區，增強其生理功能，減少發生變態反應的可能。

這一比較完整的治療方案也適合急性咽炎、喉炎及其他上呼吸道的感染。咽炎、喉炎及其他上呼吸道的感染，也非常容易發展成為反覆發作型和慢性過程，單純藥物治療不太理想。足穴按摩療法對慢性咽炎、喉炎等疾病的治療，除急性感染所引起的炎症外，對其他原因引起的（如吸煙等）炎症，也有較好的療效。

二、消化系統疾病的足穴按摩治療

㈠慢性胃病

慢性胃病一般包括慢性胃炎，胃及十二指腸潰瘍，胃神經官能症等。

此類疾病求治於足穴按摩者甚多，療效較好。應用足穴療法治癒率可達六五～七〇％，因此可說，足穴按摩療法是目前治療慢性胃病的一種較好的方法。

胃和十二指腸潰瘍，西方學者過去一直認為主要由於胃和十二指腸局部粘膜的保護功能減退，不能抵抗酸性胃液的消化作用而引起，故稱消化性潰瘍。近年來，人們對潰瘍病有了新的理解，認為它並不是一種局部疾病，而是一種皮層疾病。

蘇聯醫學家貝柯夫經過很多實驗證明，潰瘍病是由於患者長期慢性精神緊張，或突發性強烈的精神緊張，造成中樞神經興奮抑制功能不平衡，興奮過程佔優勢，在大腦皮層上形成一個持久的興奮灶。這個興奮灶通過反射，致使在比較敏感的胃或十二指腸粘膜上形成圓形潰瘍，使胃及十二指腸液分泌過多，同時，病變的病理性信號反過來再加重大腦皮層的興奮。形成惡性循環，使潰瘍不易癒合。

胃和十二指腸潰瘍的好發部位是胃小彎，疼痛多在食後半小時至二小時之間發生。十二指腸潰瘍多為夜間痛。疼痛的另一個特點是吃點東西後就緩解。其他症狀常伴有呑酸，嘈雜，神經官能症的症狀。慢性胃炎有過酸性和減酸性的不同，主要症狀也是上腹痛，其規律性不明顯，有食後上腹部不適，飽滿、噯氣、噁心、嘈雜等胃病症狀。

胃神經官能症是一種胃的神經功能性疾病，常患於神經興奮型的病人，發作與精神的情緒有關。胃痙攣性疼痛則突發而劇烈。

中醫認為：慢性胃病的病位在胃，但脾與胃—臟—腑有表裡關係。脾運胃納一升一降，陰陽相濟，共司消化。在消化過程中又有肝的疏泄作用，脾與肝有互相制約的關係。故本病與胃、肝、脾三臟有關。若胃熱夾滯，或肝氣犯胃，或胃陰不足，皆可發病。

本病常因氣候寒冷，或飲食不節而誘發，情志不調也與發病有重要關係。

足穴按摩要點

1. 本病以虛證為多，以補法為主，點壓按摩時宜從輕到重緩柔進行。由於慢性胃病和中樞神經興奮抑制平衡神經——體液調節的關係密切，所以對基本區的治療是最重要的。注意加強對其頭、頸、垂體、腎、腎上腺等穴區的手法刺激，特別是對腹腔神經叢的刺激，要比較長時間地用從輕到重的手法治療。胃、十二指腸穴區是主要穴區，做好症狀區的手法按摩，能即時消除疼痛。

2. 關聯區，常在食道、橫結腸、升結腸、降結腸、乙狀結腸、小腸、直腸、膽囊、肝等穴區有壓痛、敏感、僵硬等陽性體徵，也應仔細地給予充分治療（圖33、34）。同時要囑咐病人注意飲食，適當地配合藥物治療。慢性胃炎應堅持比較長時間的治療，最好是逐漸減少治療次數，如由每周四、五次減至二、三次，然後再每周做一次鞏固療效。如治療期間，配合自我按摩，持之以恆療效更好。

典型病例①

患者李某，女性，三十八歲，幹部。主訴近四年來經常胃病，胃部不適，有嘈雜感和胃

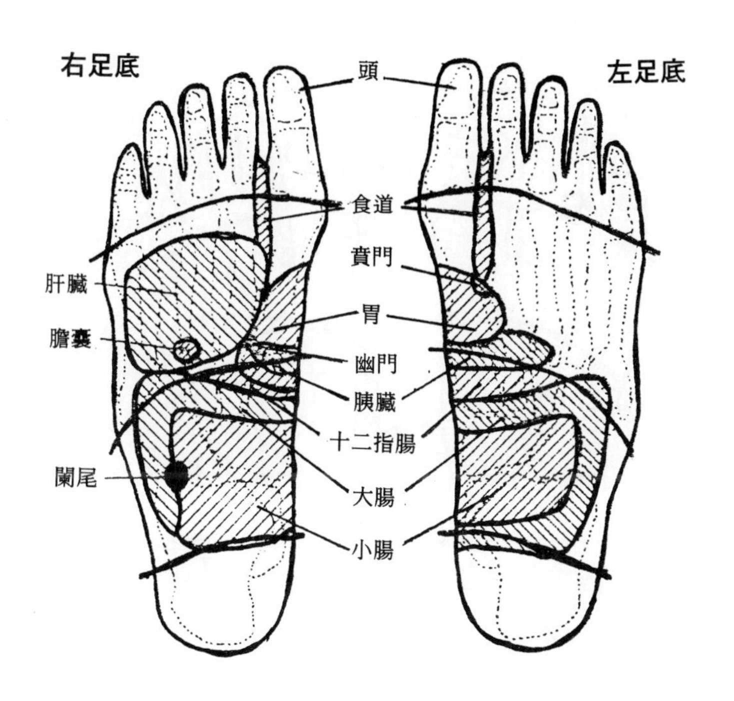

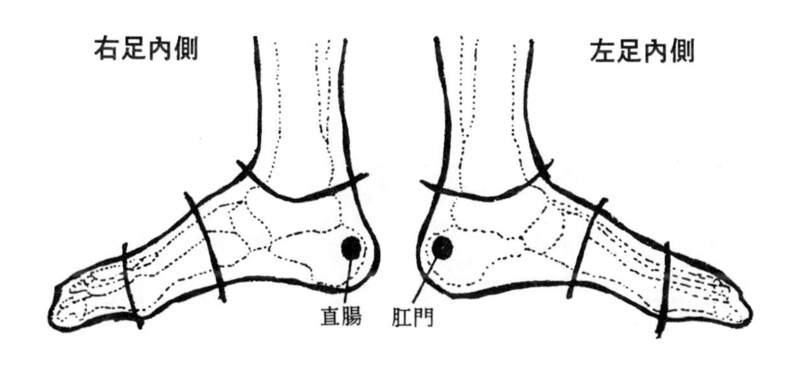

圖33　足底部消化系統疾病的穴區

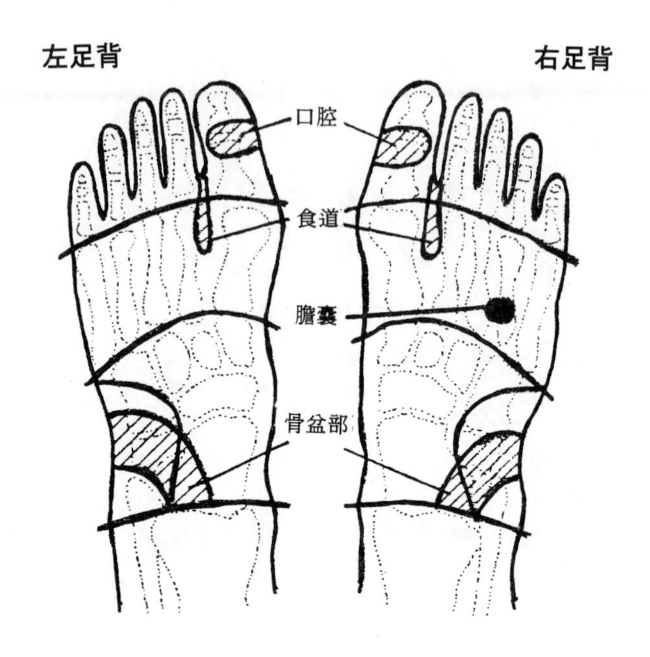

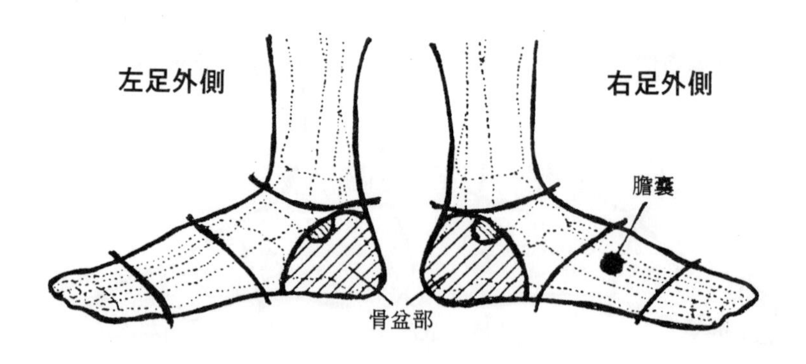

圖34　足背部消化系統疾病的穴區

部壓痛感、這兩個月來症狀加重，時有背痛和胸痛。曾多次在幾個醫院做過系統檢查，觸診為慢性胃炎。經足反射檢查，胃、胸椎、上肢帶、腹腔神經叢穴區有明顯陽性體徵。足穴按摩治療時，除基本反射區常規手法治療外，以胃穴區，胸椎穴區為症狀區，以上肢帶、十二指腸、小腸、肝、膽穴區為關聯區進行治療，每天一次，每次按摩三十分鐘。

治療後第三天症狀明顯好轉，胃痛及胸痛減輕，其他症狀也明顯減輕，並有食慾，食後未感到像治療前那樣不舒服。第一週經六次治療，症狀完全消失；第二週隔日一次手法治療；第三週隔兩日一次。從第三週以後患者已無任何症狀，生活和工作正常。後來每週治療兩次，兩個月後停止治療，觀察半年，未復發。

典型病例②

患者于某，男性，四十三歲，職員。主訴患潰瘍病已四年，食後定時痛，吐酸水，吃點東西後疼痛能緩解，經某醫院鋇餐造影及胃鏡檢查而確診。患病後體力大減，情緒不好，體重減少十公斤，近半年時間，不能堅持正常工作而全休。

足反射檢查：胃、十二指腸、腹腔神經叢、腎、腎上腺區均有明顯的陽性體徵，肝、大腸、小腸、直腸區也有陽性體徵。

足穴按摩要點

常規手法治療基本區。以胃、十二指腸、腎、腎上腺為症狀區，以肝、膽、小腸、直腸為其關聯區進行治療。每天一次手法按摩。經八次治療後症狀緩解，十次以後改為隔日一次，一個月後每週兩次治療，共治療兩個月症狀消失。患者恢復工作。半年後鋇餐復查，潰瘍癒合。

㈡神經性嘔吐

神經性嘔吐患者多見於女性，發病常與精神因素有關，並伴有其它神經官能症症狀。典型患者表現為食後嘔吐，多數病人有較長時間的食後嘔吐史，個別嚴重者可引起脫水，消瘦和營養不良。

幾年來，我們運用足穴按摩治療了數百例神經性嘔吐的病人，均收到較好的療效。

足穴按摩要點

對本病而言，基本反射區的頭頸、腹腔神經叢、垂體、腎上腺、腎等穴區是治療的關鍵，需要仔細地、柔和地、反覆地手法治療。其關聯區為胃、十二指腸、小腸、肝膽等。

㈢膈神經痙攣（呃逆）

呃逆，俗稱打嗝。從生理角度講，呃逆是由膈肌的突然痙攣性收縮，急劇的吸氣動作因聲帶突然關閉而阻斷，從而發出一種有節奏的呃逆聲。

有些專家認為，呃逆常在人緊張、大笑或心事重重時發生，對健康人來說，一般是無關緊要的。但對身體有其他疾病的人來說，連續呃逆會造成嚴重的後果。特別對年齡大的病人要格外注意，往往呃逆是中風的前兆。開始呃逆後，突然嘔吐或舌頭不能轉動、頭暈、下肢無力，中風症狀就出現了。

足穴按摩要點

讓患者坐在椅子上，把左腳抬起，術者用右手食指壓橫膈膜和胃的穴區，然後，讓病人吸氣，借病人吸氣時，用猛勁按壓穴區，同時伸膝，把腳往上抬，然後呼氣，鬆開食指，讓腳恢復原位。如此反覆進行十次，換右腳同樣方法操作。此法對治療呃逆療效極佳。

㈣慢性腹瀉

慢性腹瀉常見的病因中，屬於器質性的有慢性細菌性痢疾、慢性阿米巴病、結核、寄生蟲病，也有少數是由腫瘤引起的。求治於足穴按摩的病人，多是下列現代中西醫藥物治療效果不好的疾病。

1. 消化、吸收不良性腹瀉：

最常見的是碳水化合物消化不良，其次是脂肪消化或吸收不良。此類腹瀉的共同特徵為：輕度至中度腹瀉除有輕氣脹痛外，一般不伴有腹絞痛；大便中無紅白細胞，而有消化不良食物。

不同之處，碳水化合物消化不良的患者：有長期間斷發作的腹充氣、排氣、氣脹感，便秘和腹瀉或兩者交替，症狀常於飯後最重。大便呈糊狀，有氣泡，且帶酸臭氣味，大便有消化不良澱粉顆粒，呈強酸性反應。

脂肪消化或吸收不良的患者：此類患者較少見，可因腸中膽液或胰液的缺乏而引起，如膽道阻塞或慢性胰腺炎等患者，易引起此種腹瀉。

2. **非特異性炎症**：如非特異性潰瘍性結腸炎及侷限性迴腸炎。

3. **功能性腹瀉**：一般有以下三種類型。

Ⓐ情緒性腹瀉：此類患者較少見，發病與精神緊張，情緒激動有明顯關係。腹瀉發作時，次數很多，常為水瀉，可不伴有腹痛。

Ⓑ粘液性結腸炎：大便次數增加，大便表面有大量粘液，可伴有腹痛。

Ⓒ過敏性結腸炎：飲食不當，受涼均可引起腹瀉，多伴有腹痛，大便為爛便，可有粘液，常與便秘交替發生。

功能性腹瀉的診斷，應注意以下幾點：病程長而對健康影響不太，病程不呈進行性加劇；大便鏡檢始終未超過正常範圍的紅白細胞，也無引起腹瀉之蟲卵；排除器質性病變如腸結核、侷限性小腸炎、阿米巴病等。

中醫認為：慢性腹瀉的原因，主要是由脾胃功能障礙所致。胃為水穀之海，脾主運化精微。若飲食不節、調護失宜，或情志不調肝鬱乘脾，或房室不節，命門火衰，不能煦脾，致使脾胃受病對飲食的消化吸收發生障礙，導致清濁不分，混雜而下並走於大腸，而成泄瀉。根據以上成因，中醫將慢性腹瀉基本上分為三種類型：即肝鬱脾虛、脾胃虛弱及脾腎虛寒型。

足穴按摩要點

①本病多屬虛證，故以補法為主。

②以扶正為主要治療原則，基本反射區諸穴區應給予高度重視，治療量都應予五十次以上。

③症狀區為小腸、大腸穴區。對結腸穴區應做仔細反覆的手法刺激，每個穴區不得少於三十次。

④關聯區為胃、十二指腸、肝膽、脾等穴區，每個穴區應不少於二十次的治療量。根據我們幾年來觀察，足穴按摩療法對上述三類腹瀉的治療效果證實，八〇%患者可以痊癒，有效率達一〇〇%。

典型病例1：患者王××，女性，三十六歲，內科醫生。腹瀉半年餘，經檢查確診為慢性非特異性結腸炎，中西藥物治療無明顯療效而求治於足穴按摩。經十二次手法治療後痊癒，恢復正常工作，觀察兩年，未復發。

病例2：患者張×，男性，二十六歲，機場機械師。腹瀉三年，全面檢查診斷為粘液性結腸炎，中醫藥治療無效求治於足穴按摩，經足穴按摩三十次而痊癒，觀察一年，未復發。

(五)慢性便祕

當人們出現大便乾燥、堅硬、量少且呈栗子狀，排便間隔時間長並困難時，便稱之為便祕。便祕是由腸道器質性病變引起的，大多數是屬於單純性便祕。單純性便祕是一種功能性的紊亂，此病常給患者帶來很大的痛苦，嚴重時還影響工作和生活。

功能性便祕（即單純性便祕）有下列幾種類型：

1. 排便動力缺乏、腹肌衰弱無力（如多次妊娠、肥胖、急劇消瘦等）、腸平滑肌衰弱（如老年性）、提肛肌衰弱（多見於產婦）等。
2. 結腸痙攣，多數病人表現為腹瀉、和便祕交替。
3. 因食物渣滓太少，使腸蠕動機能減退。
4. 直腸排便反射遲鈍或喪失：如經常對正常便意的忽視，未養成定時大便的習慣，日久也會影響排便反射。
5. 偶有便祕，即濫用瀉藥或灌腸。

一般最容易有便意的時間是早飯以後。很多人由於飯後過分忙碌或精神緊張而抑制便意，由此而引起的便祕稱為習慣性便祕，是便祕最多見的一種。

患便祕的人易疲倦。無力、失眠、肩部僵硬等，女性易出現月經不調、粉刺、雀斑、皮膚粗糙等症狀。

單一由於便祕而求治於足穴按摩者並不多見，常為其他疾病來診的，經檢查發現，順便給予治療，經手法按摩，治好便祕也促進其他疾病的康復。有便祕症的病人，常在其直腸肛門穴區有陽性體徵，遇到這種情況應詢問病人是否有便祕現象，病人常忽略這一症狀，或根本不以此為病。對老年人、年輕女病人臉上生有粉刺者、月經不調者或肥胖者，更應注意此點。

根據我們的經驗，足穴按摩對便祕治療效果甚好，一般治療一兩次後就可恢復正常。其次還要囑咐病人多吃含纖維素的食品，特別是要建立良好的大便習慣，定時排便。這樣，習慣性便祕就可徹底治好。

足穴按摩要點

1. 首先刺激胃和小腸穴區。
2. 刺激右腳升結腸穴區，方向從下往上。
3. 刺激右腳橫結腸穴區，方向從外往內。

4. 刺激左腳橫結腸穴區，方向從內往外。
5. 刺激左腳降結腸穴區，方向從上往下。
6. 刺激左腳乙狀結腸穴區，然後直腸穴區。

也就是說，按胃、小腸、結腸、直腸至肛門的順序刺激消化系統各穴區，可加強排泄功能。如果病人因其他疾病來診，應按原治療方案，針對求診疾病的基本區、症狀區和關聯區進行治療，便祕一項作為關聯區之一處理即可。

㈥腹脹

腹脹是由於胃腸道存在過量的氣體，臨床上，大致可分為以下幾類：

1. 器質性疾病直接引起的腹脹

此類腹脹常持續而頑固，並呈漸進性加劇。治療時首先必須解除原發疾病，方可使腹脹緩解。器質性疾病引起的腹脹有以下幾種類型：

Ⓐ胃腸通行受阻性病變，如幽門梗阻、腸梗阻等。

Ⓑ腸膜或腸結核，頑固腹脹，兼有原因不明的低熱，伴有其他（如噁心、壓食、輕瀉或便秘、腹痛等）胃腸症狀，常有結核史。

Ⓒ胃、結腸腫瘤，部分病人在早期僅有腹脹，如有原因不明的消瘦、貧血、排便異常、

大便中潛血陽性者。

Ⓓ肝硬化，早期常以頑固性腹脹為主要表現，檢查中易被忽視，應注意詢問病史及仔細體檢。

Ⓔ碳水化合物消化不良：各種消化不良易引起腹脹，但碳水化合物消化不良而引起的腹脹更為突出。腹脹以清晨及上午尤甚，常排出大量無臭氣體，有間歇性輕瀉，呈多氣的粥樣大便（帶酸臭味）。糞鏡檢有大量澱粉顆粒，大便呈高度鹹性反應，吃澱粉食物可使症狀加重。

2. 器質性疾病直接引起功能性的腹脹

這類腹脹不是器質性疾病直接引起的、突出的症狀，而是間接引起的功能紊亂。腹脹常時隱時現，時重時輕。此類腹脹主要見於慢性胃炎及十二指腸潰瘍或炎症、胃腸下垂，各種慢性腸道炎症、吸收不良綜合症、慢性肝炎、胰腺炎、膽道疾患、腸寄生蟲等症。此外，充血性心力衰竭時腸壁淤血、氣體吸收障礙，有時也有明顯的腹脹症狀。心絞痛或心律不整也可以引起反射性胃腸充氣，某些內分泌疾病、泌尿系統疾患等也可引起腹脹。

3. 功能性的腹脹

腹脹是胃腸神經症常見而突出的症狀。病人多有其他神經官能性病態，症狀隨情緒而轉移，可因暗示而激發或消失。在排除器質性疾病引起的腹脹後，即可診斷。

由於腹脹是臨床上的一種缺乏特異性的症狀，故診斷更應小心仔細，注意可能引起腹脹的各種有關疾病系統徵候。診斷中首先要排除腹水、腫塊、膀胱充盈、脊椎前突等引起的非充氣性膨脹，進而確定腹脹的原因屬器質性疾病還是功能性疾病。引起腹脹的症狀涉及臨床各科，但胃腸充氣的原因不外氣體來源過多（如吞入空氣或消化不良過度發酵）與排泄障礙（如腸壁血液循環障礙、吸收不良或腸道通行受阻）。

臨床中我們發現足穴按摩在對各類病人治療中，都會出現大量排氣或排氣增加的現象，這對治療腹脹確有很好的效果。因此，無論是由於器質性疾病引起的功能性腹脹或是官能性腹脹，求診於足穴按摩療法都會有效果的。從總有效率看，官能性腹脹療效極好，一般治療一兩次後症狀會大為緩解。

由於足穴按摩同時可治療其原發性病症，所以慢性胃炎、十二指腸潰瘍、胃下垂、各種慢性腸道炎症、吸收不良綜合症的治療，效果也較好。由於目前現代醫學對腹脹無特效療法，足穴按摩可作為對症治療的一種手段，但一定要向病人說明，這只是對症治療，不要停止其他對原發病的醫治。

足穴按摩要點

除堅持基本區的整體治療外，要仔細按摩胃、小腸、大腸、肝、膽諸穴區，特別要注意加強對腹腔神經叢區的手法治療。

㈦急性胃腸炎及急性腸炎

急性胃腸炎及急性腸炎是一種發病率很高的消化道感染性疾病，特別是在夏季。臨床表現為發病急，腹痛，噁心嘔吐，並有腹瀉。急性胃腸炎應以特效藥療法為主。對其腹部疼痛和疾病後期不思飲食及全身虛弱等症狀，如輔助足部按摩療法，可收到療程短、康復快的效果。值得一提的是，急性腸炎由於治療不及時或不徹底，遷延不癒轉為慢性，單純藥物療法，常常效果不好時，可視為足穴按摩療法的適應症。

足穴按摩要點

主要有效穴區為胃、十二指腸、小腸、升結腸、橫結腸、降結腸、大腸、直腸、肛門等各胃腸穴區。注意刺激下肢及腹部淋巴腺各穴區，以增加免疫和抗病功能。對於腹痛，按摩腹腔神經叢穴區有良好的效果。對兩腎、腎上腺、頭、頸、垂體等基本反射區也應給予很好的按摩刺激，以改善整個機體的功能狀態。

㈧膽囊和膽道感染

膽囊炎、膽道感染常和膽石症互為因果，相互伴發。二者的臨床表現與治療方法有很多相同處。症狀主要是上腹部或右上腹逐漸加劇為絞痛，有時伴有噁心或嘔吐。慢性非結石性膽囊炎，多為細菌感染，可無症狀或僅有消化不良症狀，急性發作時可有劇痛，常誘發於飽食或高脂肪飲食之後，有時也呈周期性和節律性。

慢性膽道感染，除一般頭暈無力外，主要表現為消化系統症狀，如食慾不振、噁心嘔吐、右上腹慢性疼痛等。

無論是膽囊炎或是慢性膽道感染，雖然可以應用抗菌素治療，但是效果都不甚理想。而應用足穴按摩和藥物綜合治療，或單純應用足穴按摩療法效果良好。對那些膽石不超過一・五公分的患者，堅持足穴按摩，膽石也能排出。我們曾收治過十多例，均收到好的效果。

足穴按摩要點

主要有效的穴區為膽、胃、十二指腸區。疼痛發作時按摩這些穴區可以止痛。要注意按摩腹腔神經叢穴區和淋巴腺諸穴區，特別是炎症明顯時，不要忘記按摩基本反射區，須知在任何疾病的治療過程中，改善機體的整體狀態都是頭等重要的。

㈨肝臟病

醫學界有種說法，人類進入二十一世紀後，隨著肝臟患者的增加，肝臟疾病將會成為新的常見疾病。目前日本約有三百萬以上的肝臟病人，僅從患者的統計數字看，已超過了糖尿病和癌症患者。目前肝臟病的死亡率占第五位。

足穴按摩要點

肝臟功能變弱以後，右腳掌上的肝臟穴區會呈現筋肉發硬狀，按壓時有劇病。為此，要堅持每天按摩肝的穴區，直到硬塊變輕、疼痛減輕為止。另外，還要刺激膽囊、胸椎、胃的穴區。刺激胃的穴區，是為了增加食慾，加強消化功能，使肝臟能得到營養。肝臟有功能障礙時，右肩胛骨下方的第七肋的右側一帶會有鈍痛感，所以在刺激胸椎穴區的同時，還要按摩感到疼痛的部位。

由於求治足穴按摩的肝臟按摩病人，多數是慢性病人，因此和其他慢性病一樣需要比較長時間治療才能見效，同時不要停止保肝藥物，綜合治療才能提高療效。

此外在飲食方面，要泣意保持營養平衡。肝臟需要充分的營養，要注意蛋白質、脂肪、澱粉這三種營養素，以及豐富的維生素。同時要注意休息，避免勞累。

三、循環系統疾病的足穴按摩治療

㈠高血壓

高血壓多發於中老年人。常用的血壓測試的兩個標準為：一是收縮壓在二一・五KPa

（一六〇毫米Hg柱）以上，舒張壓在一二·五KPa（九五毫米Hg柱）以上，有時稱為「明確高血壓」；二是收縮壓在一八·五KPa（一四〇毫米Hg柱）以上，或是舒張壓在一二KPa（九十毫米Hg柱）以上。

高血壓是因中樞神經興奮抑制不平衡引起的一種皮層病。大約一～二％的高血壓患者，是由某些腎臟或腎上腺疾病所引起的，而絕大多數高血壓患者產生的原因還不是很清楚。雖然遺傳因素對患高血壓有一定的影響，但飲食、環境等因素，特別是長期慢性的精神緊張或突發的急性精神緊張，也是造成高血壓的重要原因。

高血壓常見的臨床症狀有頭痛、頭暈、頭漲、耳鳴、眼花、心悸、失眠等。症狀輕重和高血壓的嚴重程度可不成正比。也有的高血壓患者早期只有些類似神經衰弱的症狀；部分病人血壓長期相對穩定或血壓時而增高，時而正常。高血壓病人如果在早期未能及時很好地接受治療，將會逐漸影響心、腦、腎等器官，引起冠狀動脈病變、高血壓性心臟病、腦動脈硬化、腦血栓、腦出血和腎功能減退等疾病。一般說高血壓並不可怕，可怕的是由此引起的併發症。近年來腦血管病和心血管病的發病率不斷上升，其因多為高血壓病未能及時得到治療所致。

中醫認為高血壓發生原因，多屬於肝腎陰陽失調，在辨證方面本病可分以下幾種類型：

1. 肝鬱化火，風陽上擾型。其症狀為頭痛眩暈，面赤目紅，煩躁多怒，口苦咽乾。

2. 肝腎陰虛，肝陽上亢型。其症狀主要為眩暈耳鳴、失眠多夢、煩躁易怒、尿赤不暢、腰痛腿酸等。

3. 陰陽俱虛，虛陽上逆型。其主要症狀為頭痛眩暈，目糊耳鳴、面微紅、自汗出、失眠多夢、肢冷腰酸、夜間多尿、行動氣急等。

足穴按摩要點

本病既有實證，也有虛證，或虛實兼有，在治療中首先要注意分辨虛實而確定補瀉。一般是虛多於實，故大多數情況仍以扶正為主。

首先按摩基本反射區的頭、頸、腦下垂體，腹腔神經叢、腎上腺、腎、輸尿管、膀胱穴區是非常重要的。因為調整神經系統的興奮抑制平衡和神經——體液調節系統的平衡是本病的病因治療。根據臨床實踐證明，高血壓的病人在這些穴區大都有比較敏感的壓痛和明顯的小結，頭和頸穴區也是本病的症狀反射區。由於病人頭痛的位置不同，應在頭部的穴區探察其最強烈的、最敏感的頭痛位置。大多數病人都有頸部僵硬的症狀，按摩頸部穴位能消除此種症狀。此外高血壓病人多有失眠多夢的症狀，按摩其腹腔神經叢、腎的穴區能消除失眠多夢的症狀。絕大多數高血壓病人經過十次左右的治療，頭痛、頭暈和失眠的症狀得到緩解，血壓明顯下降。

很多病人在肩胛穴區，上肢帶穴區，胸部穴區有陽性體徵，應作為關聯區給予充分治療，要注意檢查病人的各個內分泌穴區，如甲狀腺、副甲狀腺、睪丸或卵巢、子宮等部位，病人在這些穴區常常有陽性體徵。如有陽性體徵也應給予充分治療。對於部分更年期前後的高血壓患者，治療內分泌各個穴區是重點。高血壓的關聯區比較複雜，其可能在胃腸等消化系統、脊椎、關節等運動系統諸反射區有陽性體徵。全面檢查病人的各個系統反射區後，根據發現的陽性體徵辨證施治，就會取得良好的治療效果。

臨床實踐證明足穴按摩療法對高血壓病有明顯的療效，但一定要堅持較長時期的治療，並應在醫生指導下配合合理的用藥。

典型病例：患者林×，女性，五十八歲，離休幹部，患高血壓病七年，平時血壓都在二一／一三KPa（一六〇／一〇〇毫米Hg柱），最高時達二八／一七KPa（二一〇／一三〇毫米Hg柱）服一般中西藥物療效不好而求治於足穴按摩。經檢查，基本反射區各穴區均有陽性體徵，各內分泌穴區也有陽性體徵。初診治療時血壓高達三二／一六KPa（二四〇／一二〇毫米Hg柱）。十天為一療程，每天一次給予手法按摩，十天後明顯好轉，頭痛、失眠症狀消失，能起床走動。血壓降至一六〇／一〇〇毫米Hg柱。第二個療程每週治療四次，十天後血壓降至一四〇／九〇毫米Hg柱，高血壓症狀消失，其後每週兩次治療，每天僅服一片復方降壓片。三個月後每週一次治療，持續治療半年。此期間患者配合做基本反射區自我按摩，現跟蹤追查，三年來患者血壓一直正常，並能做家務。

㈡心臟病

心臟病是心臟疾病的統稱。包括風濕性心臟病，先天性心臟病，高血壓性心臟病冠狀動脈性心臟病，肺原性心臟病和心肌、心包的疾病。這些心臟疾病大多屬於心臟器質性病變範疇。臨床表明，足穴按摩療法是治療心臟病的有效輔助方法。如風濕性心臟病患者出現心功能不全時，按摩足穴可以改善末梢的血液循環狀態，加強心臟的功能。肺原性心臟病在心功能不全出現嚴重水腫時，按摩足部的腎、輸尿管、膀胱穴區，可以利尿消腫，客觀上也能使心功能不全有所改善。

冠狀動脈的痙攣有神經因素的作用，當冠狀動脈供血不足時，按摩足部腹腔神經穴區，頭、頸穴區調節神經的興奮抑制過程，有利於心絞痛的緩解。

有些因非器質性原因而引起的竇性心律不齊，施以足穴按摩也會產生很好的療效。

足穴按摩要點

首先仔細按摩基本反射區，以及心臟穴區與心臟有關聯的穴區，如胃、肝、脾等穴區。心絞痛時要按摩其肩關節，上肢帶和胸骨穴區。對心臟和胸骨穴區按摩時手法要輕柔。治療過程中時刻要注意病人的表情和體態，以免發生危險。

一般沒有心功能不全或心功能代償的病人，每週做兩三次的足穴按摩，長期堅持下去，同時注意改善病人的食納、睡眠，加強和改善末梢血液循環的狀態，對預防心臟病發作，延長其心功能的代償期有很大好處。

㈢健忘和動脈硬化

人過中年以後，經常會出現健忘現象，載著眼鏡找眼鏡，打電話撥了一半號碼忘了後一半，甚至會出現更可笑的事情。隨著年齡的增長，身體的各種功能都相應減退，主管思維的大腦皮層的作用也逐漸減退，於是記憶力出現下降。加速腦老化的原因之一是腦動脈硬化，腦細胞是人體中需要氧量最多的細胞，腦動脈硬化會造成血液循環不良，氧氣供應量減少，部分腦細胞不能正常地工作，甚至造成腦細胞死亡。

足穴按摩要點

重要的穴區是頭、頸、頸椎穴區。刺激這些穴區，能改善腦血管供血及腦血液循環的狀態。對垂體、腎上腺、甲狀腺、副甲狀腺、睪丸或卵巢等內分泌腺各穴區給予刺激，能使這些內分泌腺的功能得到改善，使神經——體液調節系統的調節功能有所加強，這也是改善腦動脈硬化的積極措施。

按摩刺激腹腔神經叢穴區，改善睡眠狀態，良好的睡眠對保護大腦神經細胞也是很重要的條件之一。

四、泌尿、生殖及內分泌系統疾病的足穴按摩治療

㈠腎盂腎炎

腎盂腎炎是常見的感染性疾病，女性中尤為多見。臨床上可分為急性和慢性腎盂腎炎兩種。急性腎盂腎炎應用抗炎治療後，絕大部分病人可根治，少數病人病程遷延，病情反覆，轉為慢性。慢性腎盂腎炎的臨床表現變化多端，常伴有急性發作。一般求治於足穴按摩的多為慢性腎盂腎炎患者。

慢性腎盂腎炎的診斷，病程需超過六個月，臨床上的表現大致可分為下述三種類型：

1. **隱伏型**：病人除有菌尿或尿常規的輕度改變外，無任何臨床症狀。
2. **慢性腎盂腎炎感染型**：病人泌尿道症狀不明顯，往往有多年病史，可有間歇性原因不明的發熱，伴有白血球計數的增高及血沉加速，有的僅表現為腰酸乏力、消瘦、進行性貧血及全身虛弱狀態。
3. **慢性泌尿道感染型**：有反覆發作尿路感染症狀。偶有間歇性肉眼血尿。此型對腎功能影響較少。

求治於足穴按摩的腎盂腎炎病人，多屬於慢性腎實質性感染型和慢性泌尿道感染型。前者常常不是以泌尿道症狀為主訴，而是以間歇性發熱或全身虛弱，腰酸乏力、食慾不振為主訴。因此臨床上遇上述主訴來診的病人，應考慮此病，特別是女性病人。慢性泌尿道感染型的病人，常常是因為未能堅持系統治療，慢性遷延，病情反覆發作來求診的。

足穴按摩要點

腎盂腎炎臨床上的一般治療原則是急則治標，緩則治本。急性發作以控制症狀、消除感染為主；慢性期則加強機體防禦、恢復能力、消除按摩誘因為主。足穴按摩治療亦應遵循這個原則，急性發作時，囑咐病人繼續堅持用藥物治療，佐以足穴按摩，同時加強對腎、尿道、膀胱穴區和下部淋巴穴區的治療。

慢性期時要注意調整中樞神經系統興奮抑制的平衡，加強對頭頸、垂體及腹腔神經叢穴區的治療。調整神經——體液循環的平衡，加強對腎上腺、甲狀腺、副甲狀腺和生殖腺的治療。同時配合對胃、小腸、肝、膽、脾等相關穴區治療，以改善整體的狀態。

此外，對慢性期的病人還要探查是否有婦科疾病、慢性結腸炎、齒根膿腫、慢性扁桃腺炎、副鼻竇炎、中耳炎等慢性病灶，如有陽性體徵也應予以積極治療。臨床經驗證明，如按上述治療方案認真去做，大約有八〇%以上的患者可有顯效。

典型病例：患者李××，二十九歲，女性，工人，患腎盂腎炎一年半未能根治，因反覆急性發作，有膀胱刺激症狀來診。

經足穴檢查：除腎、腎上腺、輸尿管、膀胱有陽性體徵外，子宮、子宮附屬器官、外生殖器穴區亦有陽性體徵。

足穴按摩要點

頭、頸、垂體、腹腔、神經叢等基本區以常規手法按摩。

腎、輸尿管、膀胱為症狀區。

腎上腺、甲狀腺、子宮、子宮附屬器官、陰道為關聯區，脊椎中下部，也就是中醫所說的腎兪穴區如有陽性體徵，也可作為關聯區。

以上症狀區、關聯區均作為治療要點施治（圖35、36）。

患者治療十次以後一切症狀消失，尿常規反覆檢查為陰性。此後堅持每週二次的三個月鞏固治療，患者痊癒。

(二)腎小球腎炎

腎小球腎炎一般簡稱為腎炎。它是由乙型溶血性鏈球菌感染而引起的一種變態反應性疾病。常在咽炎、扁桃腺炎、猩紅熱之後發生。兒童較多見，隨者年齡增加，發病率逐漸降低。

腎炎分為急性和慢性兩種。慢性腎小球腎炎是因為急性腎炎未能徹底治療、病程遷延而

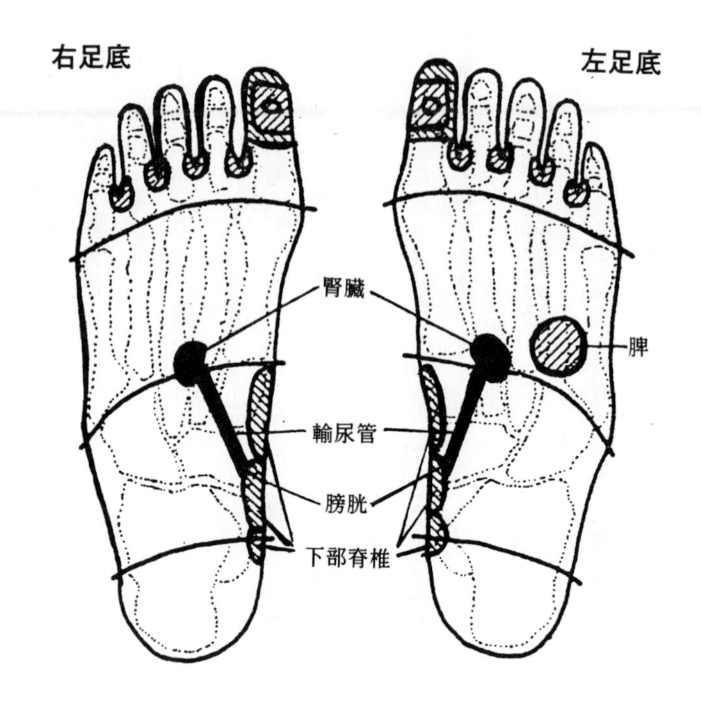

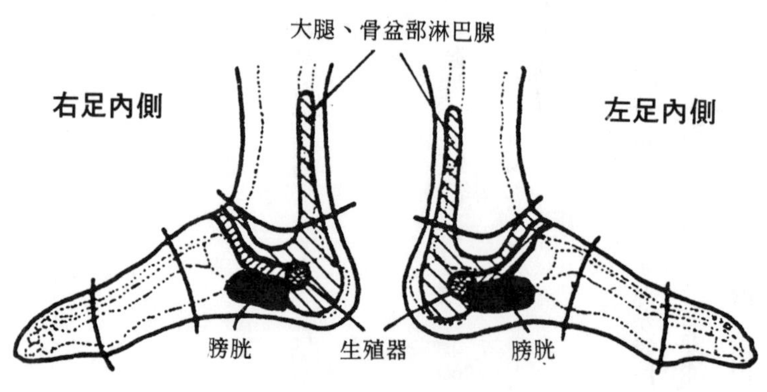

圖35　足底部泌尿生殖系統疾病穴區

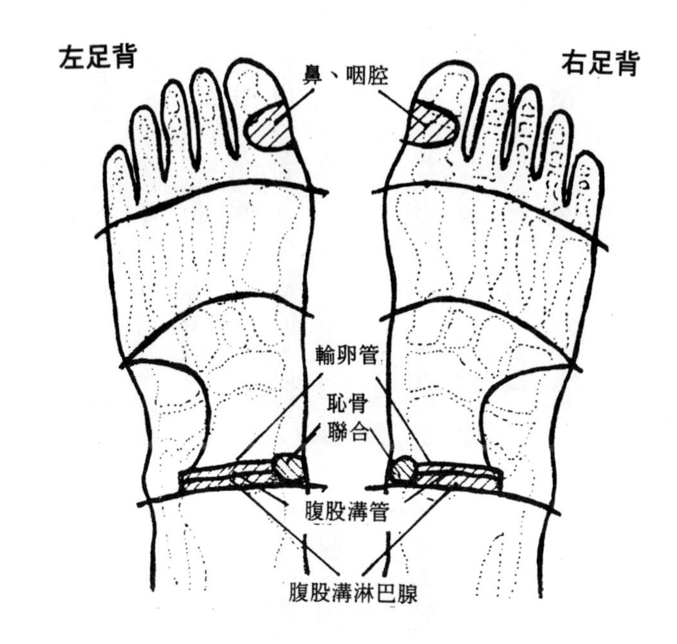

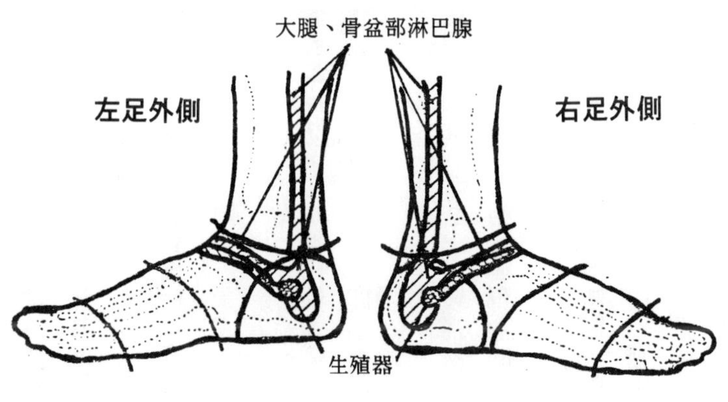

圖36　足背部泌尿生殖系統疾病穴區

轉為慢性的。目前慢性腎炎沒有什麼特效療法，因其治療過程緩慢，患者常求治於足穴按摩。慢性腎炎的臨床表現不一，有的患者尿中僅有蛋白、管型、紅白細胞，而無其他症狀。有的患者兼有水腫、高血壓等症，甚至影響腎臟功能而造成腎功能衰竭。

由於足穴按摩療法有增強全身免疫功能、提高整體機能的作用，故對慢性腎炎有一定的療效。但短期治療也很難奏效。

足穴按摩要點

常規按摩其基本反射區，以腎、腎上腺、輸尿管膀胱為症狀區。根據陽性體徵按摩其關聯區。大多數病人內分泌系統的穴區如甲狀腺、副甲狀腺、腎上腺、睪丸或卵巢有陽性體徵，應予注意治療。

中醫學認為腎無實證，慢性腎炎病人絕大多數為虛證。因此在手法上應以補法為主，從輕到重，輕柔地緩慢地進行治療。此外，還應注意按摩脊椎的中下部相當於腎俞的穴區，多數病人在這裡都有明顯陽性體徵。

典型病例：患者馮××，女性，二十八歲，工人，因患慢性腎炎一年多時間，中西醫治療效果不佳而來求診。尿常規檢查：蛋白「＋＋＋＋」，管型「＋」，紅、白細胞少許。下肢有輕度凹性水腫，血壓屬正常範圍。病人接受隔日一次足穴按摩治療，約一個月後精神好轉，食慾增加，一般狀態明顯改善，尿常規檢查除有蛋白（＋）以外，無其他陽性發現。此後繼續堅持隔日按摩一次，每週兩次做尿常規化驗。持續半年後，尿化驗正常。後做每週三次尿常規檢測完全正常。

㈢水腫

水腫分為功能性和器質性水腫兩大類。患者以功能性原因引起的水腫最為常見；器質性原因引起的水腫中，以肝、心、腎臟疾病最為多見。

器質性原因引起的水腫，又可分為全身性及局部性。

1. 全身性水腫

(1)心臟性水腫：係右心衰竭的表現。各種心臟病有右心衰竭時均可出現。患者除縮窄性心包炎外，一般均有器質性雜音或心臟擴大症狀。易漏診者為無明顯雜音的心肌炎及心包炎，應注意檢查心臟擴大的體徵或心臟X線透視。

(2)腎臟性水腫：急慢性腎炎及腎盂腎炎均可出現水腫。後者一般水腫程度較輕，腎病綜合症水腫最為嚴重。

(3)肝臟性水腫：任何肝臟疾病引起血漿白蛋白明顯降低時，均可出現水腫。一般先見於腹水患者。急性遷延性肝炎由於有水瀦溜的傾向，亦可出現輕度浮腫。

(4)營養代謝性水腫：常因慢性消耗性疾病及營養障礙性疾病引起。其主要原因為血漿降低、貧血、維生素B_1缺乏。做血漿蛋白及血色素測定即可診斷。

(5)內分泌性水腫：見於甲狀腺機能減退症，也見於腎上腺皮質機能亢進症，原發性醛固酮增多症或長期使用較大量激素時會出現水腫。

2. 局部水腫

局部性水腫由於靜脈或淋巴回流受阻或毛細血管滲透性增加所致。

(1)感染中毒性水腫（多屬炎症）：如血栓性靜脈炎、丹毒、癤癰、蜂窩組織炎等，均可引起水腫。

(2)淋巴回流梗阻性水腫：如慢性淋巴管炎、淋巴管周圍受壓等。局部檢查除水腫外，可見皮膚如橘皮樣，毛孔顯著。慢性反覆發作，可使局部皮膚增厚（象皮腫）及色素沉著。

(3)物理性水腫：如灼傷、凍傷等原因引起的水腫。

(4)變態反應性水腫：如血管神經性水腫、以及過敏性或接觸性皮膚炎。

(5)神經營養障礙性水腫：如肢體痲痹癱瘓等原因引起的水腫。

(6)上腔靜脈受阻性水腫：由於縱隔腫瘤、胸腔內動脈瘤或淋巴結腫大等引起上腔靜脈回流障礙，表現為頭、面、頸、及兩上肢水腫。

(7)下腔靜脈受阻性水腫：由於血栓形成，腹內腫塊、卵巢囊腫、腹水等的壓迫而引起。表現為兩側下肢水腫，伴有腹壁水腫及靜脈曲張，以及原有疾病的症狀。

(8)妊娠性水腫：正常妊娠時，可因下肢靜脈回流受阻，引起下肢水腫，但必須注意鑑別此種水腫與妊娠毒血症的腎功能受損而引起的下肢水腫的區別。

功能性原因引起的水腫，有下述幾種：

(1)特發性水腫：女性多見。水腫與體位有關，工作勞累或直立過久後即出現，平臥後水腫即逐漸消退，常伴有其它神經衰弱的症狀。目前認為此類病人可能是由於直立時交感神經興奮不足，導致腦部血液供應相對不足，通過容量感受器反射引起醛固醇分泌增加所致。

(2)卵巢功能紊亂性水腫：如經前期水腫，於排卵期後期開始，眼瞼有沉重感或輕度水腫。體重稍增加或僅感身重、尿量減少、腹脹及下肢輕度水腫或有腫脹感。症狀於月經來潮前達到高峰，行經後逐漸消退，以後再周而復始。

(3)功能性水腫：目前臨床上比較常見的一種水腫，發病原因尚不太明確。女性多見。水腫往往侷限於兩下肢或眼瞼，程度一般不重，可間歇持續數年。有些與季節有關。也可於經前期加重。常伴有輕度全身症狀，如乏力、食慾減退等。水腫與體位無關是此病和特發性水腫的區別。

水腫病人中，以功能性原因求診於足穴療法的最為多見。對屬於功能性水腫的特發性水腫，卵巢功能紊亂引起的水腫和功能性水腫，足穴療法效果很好。幾年來我們治療痊癒或顯效病人數以百計。追訪其中的三十例，三年內都無明顯復發。

足穴按摩要點

(1)特發性水腫

基本區：頭、頸、垂體、腹腔神經叢、腎上腺、腎。

症狀區：腎、輸尿管、膀胱。

關聯區：上下部淋巴腺，各內分泌穴區。

重點對頭頸、腹腔神經叢、腎，做仔細地加量地手法按摩。一般病人多在治療後的第四至第五次時，開始緩解症狀，二十至三十次結束治療。

(2)卵腦功能紊亂性水腫

基本區：頭頸、垂體、腹腔神經叢、腎上腺、腎、輸尿管、膀胱。

症狀區：加強對腎、輸尿管、膀胱穴區的手法治療。

關聯區：甲狀腺、副甲狀腺、卵巢、子宮及其它有陽性體徵的穴區。

(3)功能性水腫

病人求診率高，女性病人多，大都伴有神經官能症的症狀。此類病人的治療要點基本上和上述兩種相同。但應注意檢查和處理其有陽性體徵的關聯穴區，如胃、腸、肝、脾等。

臨床中我們對器質性病變水腫，如血管神經性水腫，感染中毒性水腫，淋巴回流梗阻原因引起的水腫病人進行治療，其典型病例如下：

患者劉×，男性，四十二歲，職工。患者來診前的三個月發現左小腿腫並有一處紅腫，經醫院診斷為丹毒。開始以抗霉毒治療，半個月後基本好轉，但一週後又開始腫痛，並逐漸發展，下肢水腫。足穴按摩要點，除基本反射區外，重點手部按摩下部淋巴系區，並以手足相關按摩前臂相對應穴區。患者經每隔兩日治療一次後，第四次起水腫及丹毒局部逐漸消退，經十五次治療後，痊癒。追訪一年未見反覆。

患者張××，男性，三十八歲，北戴河地區漁民。患右下肢淋巴回流梗阻（慢性淋巴管炎）一年，小腿嚴重水腫，呈橘皮樣，粗如象腿。中西醫及住院治療三個月均不見好轉，求診於足穴按摩。我們對患者隔日一次，每次半小時的手法按摩治療。治療要點，除做基本反射區以改善其神經——體液調節給予整體治療外，重點是下肢淋巴穴區。同時用手足相關法按摩同側前臂相對應的穴區。經三十次治療患者痊癒，一年後患者來訪，未復發，已正常生活和下海捕魚。

㈣前列腺疾病

前列腺為男性生殖系統的附屬腺，呈栗子狀，位於膀胱的底部和圍繞著尿道上部。前列腺產生乳狀的液體和精子混在一起在射精時射出。它有保護和護送精子的作用。前列腺疾病主要有前列腺增生、前列腺炎和極少數前列腺腫瘤。

前列腺增生或稱前列腺肥大，是非常多見的疾病，隨著年齡的增加，男人們或多或少都有前列腺肥大的現象發生，六十歲以上的老年人更多見，前列腺肥大主要症狀有排尿困難，輕者夜裡起床次數增多，有尿不淨或尿完後還有少量排出的現象，嚴重者出現尿流變細、排不出的現象。同時常伴有腰酸腰痛，四肢無力或遺精。前列腺肥大嚴重可手術摘除外，一般保守療法效果都不甚滿意。

前列腺炎除有腰酸、乏力等症狀外，還可能出現尿液有血及膿性分泌物。

足反射療法對前列腺炎和前列腺肥大症有良好的效果，當前由於此類疾病還無特效療法，運用足反射療法就更有意義。值得一提的是足反射法對前列腺疾病具有輔助診斷的意義，目前一般體檢中很少做前列腺檢查的，此類疾病常被忽視。足反射療法卻能及早發現，提早治療，且檢測手段簡捷、方便。如我曾接待一位四十歲左右的日本患者，摸腳診病，發現前列腺穴區有明顯壓痛及病理小結，初診為前列腺肥大，對其做徹底檢查。

三個月過後，此君專程從日本來找我，說回國後尿液增加，有時達一夜五次，醫院確診為前列腺肥大症，特來治療，經過一個療程十次的足穴手法按摩，夜尿消失。他信服而高興地回國了。一個月後，此君來信表示感謝，講他又去醫院檢查，醫生告訴他前列腺已恢復正常，無須手術了。

足穴按摩要點

前列腺穴區位於腳跟內側，和女子子宮穴區的位置相同。治療時要仔細按摩此穴區。此外還要按摩腎、腎上腺、輸尿管及膀胱。對下部淋巴腺穴區及鼠蹊淋巴腺穴區，也應給予適當的按摩治療。

(五)性功能減退

正常的男性，性功能一般能保持到六十歲以上是沒有問題的。如果中年出現症狀，即認為是性功能減退。性功能減退常表現為陽痿和早泄。引起此種現象的原因是多方面的，因器質性疾病而引起的，如睪丸和副睪丸炎症，精索靜脈曲張、前列腺炎等，因性激素障礙或機體有其他疾病而引起的，如糖尿病。身體和精神上的過度疲勞也會暫時出現陽痿和早泄。就一般情況來談，因心理因素造成性功能減退的占大多數，也就是所謂性神經衰弱。

很多人得了此病，不分原因和情況，大吃補藥，其實不可取。正確的方法是應先做全面檢查，弄清致病原因，然後進行有針對性的治療。

足穴按摩療法對性功能減退有良好的治療效果，它不但可調整神經功能失調，改善激素的分泌功能，對生殖系統的一些炎症也有治療作用。

足穴按摩要點

首先按摩基本反射區的頭、頸、垂體、腎、腎上腺、腹腔神經叢，改善中樞神經的調整機制，以及神經——體液循環的正常功能。睪丸、副睪丸和輸精管的穴區在足跟的外側，與女性卵巢和輸卵管的位置相同，要耐心堅持按摩這些穴區。病人有前列腺炎症的，要注意檢查和處理前列腺穴區和下部淋巴腺、腹股溝淋巴腺穴區。對此類病人應做機體各系統穴區檢查，看其他穴區是否有壓痛和病理小結等陽性體徵。如有，應以關聯區對待進行常規治療，此外，還要重點按摩胃、十二指腸、大腸、肝、膽穴區和腹腔神經叢。使病人的食慾和睡眠情況有所改善。病人吃得香、睡得著，精神振奮，身體強壯，性功能自然會得到加強。對心理性原因的病人，應說明沒有器質性疾病，使其能增強治療信心。

㈥急性泌尿系統感染

急性泌尿系統感染是一種常見的感染性疾病，常表現為尿道、膀胱炎症。女性病人占多數。臨床症狀主要是尿急、尿痛、尿瀕、稱為膀胱刺激症狀。尿常規鏡檢發現白血球和紅血球，有時也發現膿球。如疾病累及腎盂可有蛋白尿，但不會有管型發現，這是腎盂腎炎和腎小球腎炎的重要區別。嚴重的泌尿系感染可能出現高燒。單純腎盂腎炎可能沒有膀胱刺激症狀。

泌尿系統的感染，包括尿道、膀胱、和腎盂腎炎常因治療不徹底而遷延下來，形成慢性反覆發作型。一旦受寒，勞累等造成機體免疫功能下降，就會急性發作。腎盂腎炎形成慢性過程對人體危害很大，嚴重者可損害腎功能，甚至導致腎功能衰竭。

足穴按摩療法對急性泌尿系統感染有很好的療效。急性期最好是和藥物療法並用。而對於反覆發作、反覆用藥出現抗藥現象的遷延型和慢型患者，堅持足穴按摩治療就更有意義。

足穴按摩要點

有效的穴區為腎、輸尿管、膀胱泌尿系統穴區。按摩下部淋巴穴區、鼠蹊淋巴腺穴區，可增強抗病能力。如有發燒等全身症狀出現，要刺激垂體、腎上腺、腹腔神經叢穴區。

㈦糖尿病

糖尿病是一種由於中樞神經興奮抑制不平衡而引起的胰島功能減退，致使碳水化合物代謝紊亂的疾病。也就是說它是一種因皮層功能失調而引起的代謝疾病。主要表現為血糖升高和糖尿。臨床上出現多飲、多尿、多食的三多症狀。

糖尿病的治療首先要使病人體內碳水化合物的代謝紊亂得到糾正，血糖濃度降至正常或接近正常範圍，從而使病損的胰島負擔減輕，分泌功能逐步得到恢復。目前對糖尿病的一般治療方法是對輕型病人實行飲食控制。對中度及重度病人，除控制飲食外，應用藥物治療。如一般藥物效果不佳，就應用胰島素進行治療，這是為了替代體內缺乏的激素，總之，原則有三條，一是減輕病損胰島的負擔，二是用藥物來代替體內分泌的胰島素，三是減慢或減少併發症的發生。但是這些措施都是比較消極的。

足穴按摩療法對糖尿病的治療，主要是調節中樞神經系統的興奮抑制的平衡，調節神經——體液調節機制的平衡，激發各內分泌腺功能的活性，特別是胰島分泌功能的活性，使其分泌功能較大地恢復或完全的恢復。應該說是積極的治療。求治於足穴按摩療法的糖尿病者多數是輕型和中型的，重型的較少，也有使用胰島素的，效果都很滿意，不過需比較長期的堅持治療。原來用藥的不可斷然停藥，可逐步減少藥量，使用胰島素應十分愼重，要根據病情好轉的情況逐步減少至停止。

足穴按摩要點

基本反射區：頭、頸、垂體、腹腔神經叢、腎、腎上腺、輸尿管、膀胱。

症狀區：胰腺區、胃、十二指腸。

關聯區：甲狀腺、副甲狀腺、睪丸或卵巢、膽囊、肝臟。

對垂體、腹腔神經叢、腎上腺、胰腺是糖尿病治療的重點，要反覆地、仔細地按摩。

典型病例1

患者史××，男性，五十六歲，工人。患糖尿病已三年多，血糖二六〇mg，尿糖（＋＋＋），全身無力，有三多症狀，左腳拇趾麻木並已變成黑色。曾服過多種藥品效果不好而求診於足穴按摩。接受治療後，隔日一次按摩，每次半小時。治療十次後患者精神好轉，身體有比較大的恢復，尿糖偶有（＋），停服大部分藥品僅服降糖靈一種維持，拇趾的麻木已好轉，顏色恢復正常，後堅持每週三次按摩半年，之後改為每周兩次，最後減至每周一次，同時配合自我按摩。兩年後來訪未發生併發症，病情基本穩定，飲食稍加控制，能正常的工作和生活。

典型病例2

患者田××，女性，五十四歲，退休工人。患糖尿病兩年，血糖一八〇mg左右，尿糖（＋），因其他病發作住院每日三次注射胰島素。

足穴按摩每週三次，三個月後基本恢復正常，胰島素注射也由三次減為二次、一次後停止。

五、神經系統疾病的足穴按摩治療

㈠神經官能症

神經官能症一般有四種類型：神經衰弱，下丘腦——植物神經功能紊亂，各臟器的功能紊亂及癔病。

1. 神經衰弱

大腦皮層興奮抑制不平衡的功能性疾病。常見的症狀有失眠、多夢、頭昏腦脹、記憶力減退、精神不振等。有的病人易興奮、煩躁、心跳、多汗、手抖、全身不適等。

易誤診為神經衰弱的器質性疾病有：

①腦部器質性疾患：較多見的有腦腫瘤、腦動脈硬化及結核性腦膜炎。此類疾病主要表現為頭痛與精神症狀。如年輕時無神經官能症，而年老時出現神經衰弱現象，應多考慮為器質性病變。其次，單純神經衰弱，多表現為頭昏、頭脹，如有劇列的頭痛，一定要多考慮神經系統器質性病變。

②內分泌疾病：常見的有甲狀腺機能亢進、垂體前葉機能減退及腎上腺皮質機能減退。

③心肌炎；某些慢性心肌炎病人就診時僅有心悸、乏力、氣短、失眠等症狀。由於聽診時未聽到雜音，又查不到其它陽性體徵，而誤診為神經衰弱。此類病人心臟一般都有不同程度擴大，仔細做心臟聽診可以發現。

2. 下丘腦—植物神經功能紊亂

①以迷走神經亢進為主：昏厥傾向（常發生在精神受刺激後，或由臥位突然起立，或直立不動時間過久）心動過緩、及功能性自發性低血糖表現。噁心嘔吐，胃腸蠕動增強，唾液分泌增加，頭昏眩暈，類似內耳眩暈症表現。

②以交感神經亢進為主：易驚嚇、心悸，心動過速，怕熱，甚至有長期低熱，多汗、手震顫，血壓不穩，脈壓差較大症狀。部分病例伴有甲狀腺輕度腫大，吸碘一三一率偏高，但可被甲狀腺片抑制。此類病人中有部分患者易發展成為甲狀腺機能亢進，有頭昏、眩暈、類似內耳眩暈的表現。

③植物神經機能不穩定：兼有迷走及交感神經亢進的表現。

④下丘腦功能紊亂：表現為下列一些特殊的綜合症。如神經性多食，肥胖；神經性厭食，消瘦；精神性多飲，多尿，特發性浮腫。

3. 各臟器的功能紊亂

以胃腸功能紊亂最常見，各種胃腸症狀均可出現，易誤診的器質性病變有消化系統（肝、膽、胃、腸）之腫瘤、慢性炎症及寄生蟲病。

4. 癔病

女性患者較多。急性發病者常有明顯的精神因素。常見患者臨床有以下幾類症狀：

①運動性症狀：各種痙攣性和弛緩性麻痹，但腱反射無改變（或稍亢進），無神經系統病理體徵；也可能出現各種抽搐或震顫，但神志清楚。

②感覺性症狀；感覺缺失，但不符合神經分佈的解剖部位，每次檢查感覺缺失之區域可不同：或假性昏迷，病人閉眼不動，呼之不應，推之不動，但撥開眼瞼可見眼球活動自如，

游走不定（癔病性眼球）。

③精神性症狀：有陣發昏厥、朦朧狀態，精神錯亂、器笑無常、亂唱亂罵等。

神經官能症在中醫中屬於「驚悸」、「不寐」、「健忘」、「鬱症」、「臟燥」等病症的範圍。多由情志所傷，精神過度緊張，或大病之後，臟腑功能失調所致。如惱怒抑鬱，肝鬱化火，灼傷心陰，擾及神明而致心肝熱盛；憂思過度，耗傷心脾，脾虛血少，心失濡養而心脾兩虧，縱慾不節，腎陰虧耗，虛火上炎可致心腎不交等。

本病多為虛證，少數實證也是實中有虛，故在治療中多用補法。

足穴按摩要點

按摩頭頸、垂體、腹腔神經叢、腎、腎上腺等基本反射區，頭部穴區也常是此病的症狀區，用拇指按摩上下左右中各種方位。按摩頸部穴區和肩及上肢帶穴區，能放鬆患者上半身機體。按摩腹腔神經叢穴區對治療失眠有很好的作用，患者睡眠狀態的改善，對其它症狀的改善有決定性的作用（圖37、38）。

神經官能症的類型不同，主要症狀也有所不同，除確定基本反射區和症狀反射區治療方案外，要對各系統反射區進行全面檢查，根據陽性體徵辨證論治。不少的病人，特別是女性病人，內分泌各穴區常有明顯的陽性體徵；如甲狀腺、副甲狀腺、腎上腺、卵巢、子宮穴區，都可能有陽性體徵。這可能和內分泌功能失調有關。也有一些病人的腎、輸尿管、膀胱、前列腺、睪丸等穴區有陽性體徵，此多是腎虛類型，可將這些區視為關聯區，予以治療，對有關臟器機能紊亂的病人，如胃腸功能紊亂，應注意對胃、腸、肝、膽等穴區的治療。

對嚴重失眠的病人，按摩腹部神經叢有明顯效果。此外可讓病人睡前洗溫水澡，促使植物神經得以鬆弛。水溫一般以攝氏三九—四十度左右為好，洗十～二十分鐘。

提醒患者注意的是水溫不要超過攝氏四十三度以上，否則會使神經系統緊張，加重失眠。睡前洗腳既可消除疲勞，也有助於安眠。

目前對神經官能症中西藥物治療效果都不夠理想，故求治於足穴按摩者甚多。由於足穴按摩對中樞神經興奮抑制過程有明顯調節作用，又能使本病的一些症狀很快得到改善，因而療效比較好。本病多為慢性過程，故需較長時間治療才能得到滿意效果。同時，病人的相思、精神狀態對疾病影響很大，因此治療過程還須配合心理諮詢，保持心理平衡對患者是至關重要的。

與此同時，如能堅持每天做自我按摩，療效就更為理想。

㈡頭痛

頭痛是一種常見的症狀。頭痛有時為某些嚴重疾病的早期或突出的症狀，因此，對一些突發性或慢性頭痛的病人，必須詳細地詢問病史。

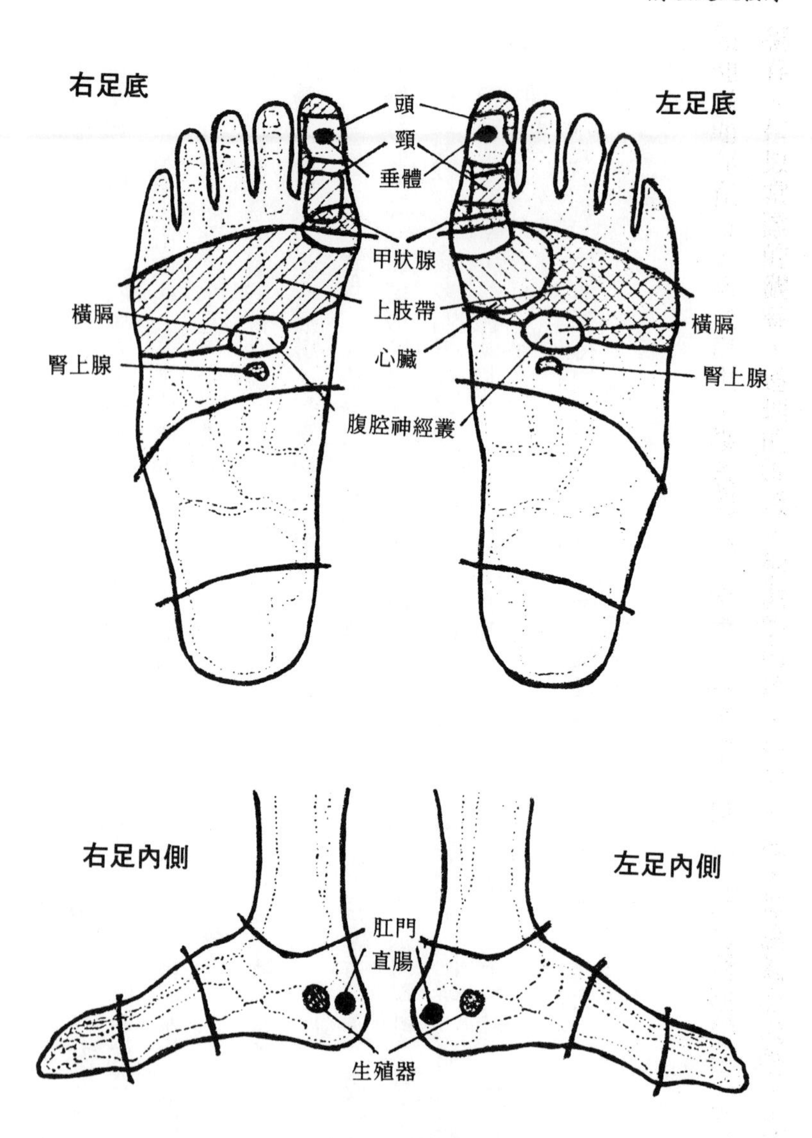

圖37　足底部治療植物性神經系統穴區

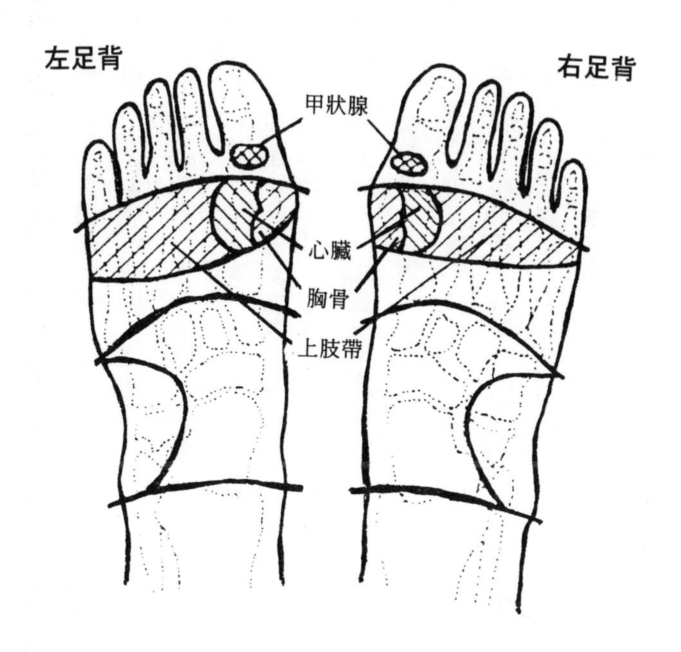

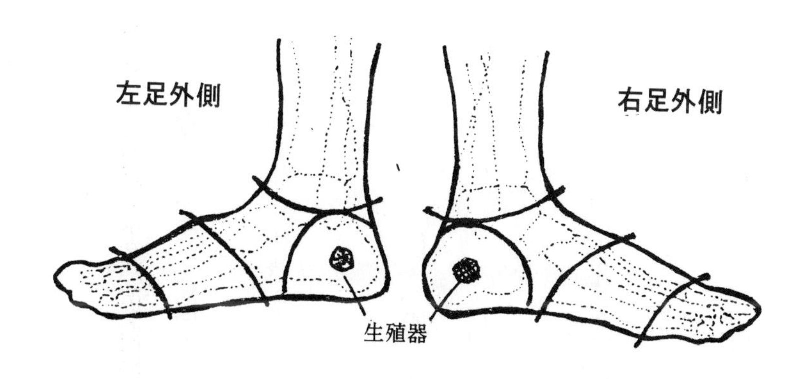

圖38　足背部治療植物性神經系統穴區

從臨床表現考慮，頭痛可分為：

①慢性進行性：顱內壓增高及一些慢性毒血症的頭痛屬於此類型。其特點為晨起即頭痛，常伴嘔吐，以後即逐漸減輕，次日又重現同樣的規律。如神經機能性頭痛、顱內腫瘤、硬膜下出血、尿毒症、糖尿病等。

②反覆發作性：最有代表性的如偏頭痛。此外，如腦挫傷、動脈硬化疾病、高血壓、頸椎病等。

③急性發作性：如急性感染、頭痛外傷、蜘網膜下腔出血等。

④頭部局部原因引起的頭痛：此類可呈急性發作型，也可能呈慢性進行性，如青光眼、虹膜炎、副鼻竇炎、額竇炎、顱骨病等。

從病因考慮，頭痛可分為：

1. 血管性頭痛

多為高血病引起。有腦動脈硬化者，應根據眼底的檢查，血膽固醇測定和其他臟器動脈硬化表現作出診斷。

2. 頭部局部病變引起的頭痛

①眼部疾病：頭痛多為慢性，一般在使用視力過久時出現，眼部休息時好轉，頭痛位於眼眶，眼球後和額部。

②鼻及副鼻竇疾病：急性炎症時，頭痛為急性發作性。慢性局灶感染時，頭痛為慢性進行性，頭痛規律常為清晨時嚴重。鼻腔多分泌物，受累副鼻竇及其附近組織有壓痛。

③牙痛：頭痛常為持久搏動性疼痛，病齒一段有叩擊痛。

④頸部疾病：如頸椎關節炎、肌炎及頸肌損傷，均可引起頭痛，多位於枕部。頸椎或頸肌有壓痛，有時頸部活動受限制。

⑤三叉神經痛，疼痛呈陣發性，歷時輕短暫，可伴有局部感覺異常。談話、進食、刷牙等動作均可引起發作。

3. 偏頭痛

多開始於青春期，女性較多，發作前常有一定誘因，如月經來潮、情緒波動疲勞等。發作前可有先兆，如視覺閃光，偏盲、暫時性失語。半身麻木或運動障礙等，一般先兆症狀持續十五～二十二分鐘。頭痛呈週期性發作，每次發作四～四十八小時，偶可達數天。常見併發症狀有：煩躁、噁心、嘔吐、畏光、面色蒼白等，少數病人可有眼肌麻痹。發作時，病員兩側瞳孔可以大小不等。

4. 神經功能性頭痛

臨床最常見。診斷時應排除前述各種器質性病因。頭痛常為神經衰弱的症狀之一。並有思想不能集中，記憶力減退、失眠等。頭痛部位常在頭頂中央（或不固定）。精神、情緒的改變，與頭痛發作頻率或嚴重程度有一定關係。臨床表現雖也有持久不癒，但很少有客觀加重的現象，不少病人，疼痛主要為一種頭部壓重的感覺。

5. 蜘蛛膜下腔出血引起的頭痛。

6. 顱內高血性頭痛。

7. 顱內炎症引起的頭痛。

5、6、7三類頭痛，求診於足穴按摩治療者其少，治療於足穴按摩的患者，多為神經機能性、血管性、局部病變引起的頭痛和偏頭痛四類。

足穴按摩要點

1. 基本區：按摩其腹腔神經叢、腎上腺、腎、輸尿管和膀胱。
2. 症狀區：頭包括上下左右和垂體穴。
3. 關聯區：根據足穴檢查的陽性體徵，採用辨證治療。為提高療效可根據掌骨側、前臂、小腿的陽性體徵穴區，給予充分按摩。

對慢性頭痛療程適當延長，可逐步減少治療次數（圖39、40）。

㈢眩暈

眩暈是自己感覺身體或外物有旋轉或搖動的症狀。主要是由迷路、前庭神經、腦幹及小腦病變引起。由迷路引起者，稱周圍性或耳源性，由前庭神經、腦幹及小腸疾病引起者，稱為中樞性或神經原性。眩暈可由其他全身疾病而引起。

1. 周圍性（耳源性）

①內耳眩暈症；常呈突然發作，出現外物旋轉及搖晃感，姿勢改變時加重，伴有耳鳴、聽力改變及眼球震顫。眩暈嚴重可伴有噁心、嘔吐、面色蒼白、出汗、血壓下降等迷走神經興奮現象。發作多短暫，一般為數天，很少超過兩週者。

②迷路炎：多由中耳炎併發，症狀與內耳眩暈症相似。如患者有中耳炎病史，首先應考慮迷路炎的可能。檢查時如發現在壓迫外耳道時患者眩暈加重及眼球震顫加重，則本病的可能性就更大。迷路炎可引起腦膜炎，並可引起聽力嚴重減弱等後果，診斷時一定要嚴重警惕。

③暈動病；為迷路炎機械性刺激引起的疾病，如暈車、暈船。

④鏈霉素族藥物中毒：如鏈霉素、卡那霉素均可導致內耳中毒性損害。多有明顯的用藥史。

2. 中樞性

①腫瘤：其眩暈的特點為發病較慢，持續時間長，常呈進行性，眩暈輕而眼球震顫明顯等。

②炎症：常見有前庭神經炎（流行性眩暈）。流行性眩暈是由病毒感染引起，常在一段

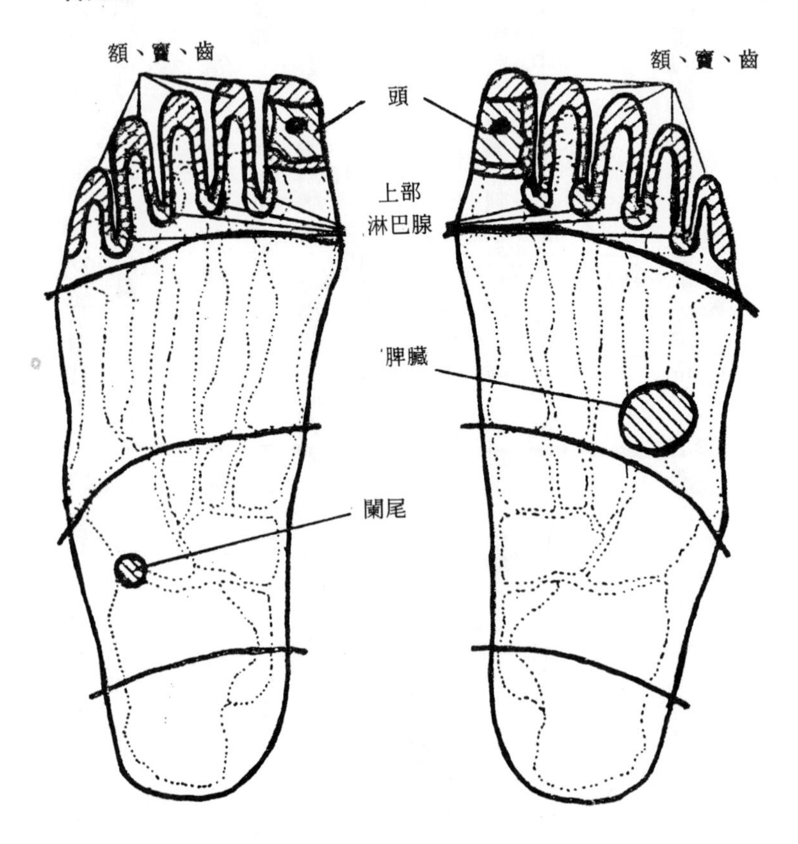

圖39　足底部治療頭部疾病的穴區

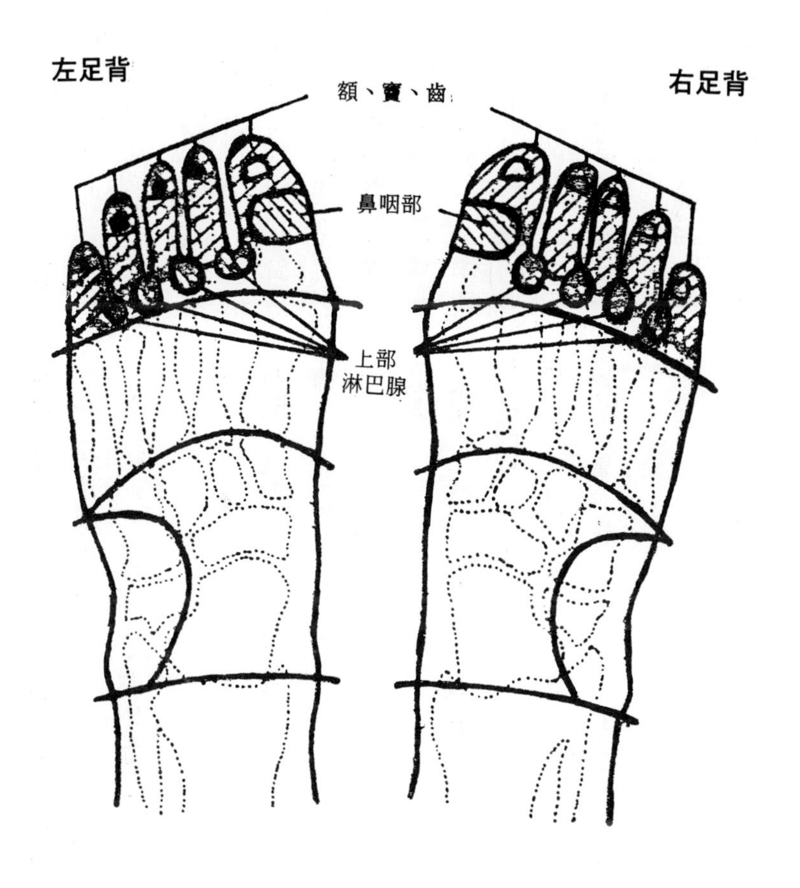

圖40　足背部治療頭部疾病的穴區

時間內有較多病人同時發病，除眩暈外尚有其他前庭功能紊亂的症狀和有感冒樣的前驅症狀。

③血管性病變：小腦後下動脈血栓形成，為突然性嚴重眩暈，可有嘔吐。延髓側部的組織受損可產生共濟失調，基底動脈供血不足，可有眩暈、眼球震顫、雙側錐體束徵（划蹠反射陽性，肌鍵反射亢進，肌力減退）。

3. 全身性疾病

①貧血及心血管疾病：如嚴重貧血、高血壓、低血壓、心動過速等可引起眩暈。

②胃腸道疾病，可通過迷走神經引起眩暈。

③神經官能症或腦震盪後遺症會引起眩暈。

④藥物：如服用中樞神經抑制劑可引起眩暈。

臨床中求診於足穴按摩的，多為內耳眩暈症、迷路炎、暈動病、基底動脈供血不足和全身性疾病而引起的眩暈。這些疾病通過配合其他治療，效果較好。

足穴按摩要點

基本區：頭頸、垂體、腎上腺、腹腔神經叢、腎及輸尿管、膀胱。以此調節機體的調節機能。

症狀區：迷路、上部淋巴區。

關聯區：根據各系統檢查，發現其他各區的陽性體徵，辨證施治。

㈣面癱

面癱，又稱顏面神經麻痹。自腦皮層、腦幹面神經核至面神經末梢、面肌的任何一部分有病變時，均可引起面癱。分中樞性、周圍性兩類。中樞性常因腦血管意外、腦血管畸形、顱挫傷等引起，而常見者多爲周圍性面癱。

最多見為非特異性面神經炎，常因局部受涼、吹風後引起。中耳炎、腮腺炎、多發性神經炎等也常誘發本病。足穴按摩療法對周圍性非特異性面神經炎的治療效果很好。

足穴按摩要點

主要是按摩頭、頸、鼻、眼、耳及上部淋巴腺穴區。頭部穴區要在拇趾上下左右中各部分反覆按摩。

此外，對面神經痙攣的病人，足穴按摩也有明顯療效，有時可能在手法操作過程中，面部痙攣狀態即可停止。治療要點和面癱的穴區大致相同。

六、婦科疾病的足穴按摩治療

(一)月經異常

女姓卵巢中有很多細小充滿液體的囊，這就是卵巢濾泡，每個濾泡中包著一個未成熟的卵。在腦下垂體的影響下，一些濾泡發生變化——萌芽、生長和發育。在月經週期中的前七天左右，其中一個或兩個未成熟的卵子繼續成長，其他的退化。到第十二至十五天。卵子成熟，濾泡破裂放出成熟卵，這個過程叫做排卵。此時腦下垂體分泌一種激素使破裂濾泡的膜癒合，刺激其中細胞生長，形成黃體。黃體分泌一種激素作用於子宮內膜，使內膜增厚。腹腔中的成熟卵到輸卵管的漏斗狀開口處，在通過輸卵管的大約十天中，卵可能受精。受精卵到達子宮，在子宮內膜內著床，妊育成胎。如卵子未受精、子宮內膜崩潰退化，使其正常發揮其功能。對卵巢、子宮、輸卵管等穴區的刺激，可改善其功能狀態。因此，足穴按摩療法無論是對月經過多或過少，痛經或閉經，都有很好的療效。

足穴按摩要點

首先按摩基本區的頭、頸、垂體、腎的穴區以求治其本。然後再按摩子宮、卵巢、輸卵管穴區。此外，還要仔細檢查身體各器官相對應的穴區，如果在哪個器官有明顯的壓痛或小結，就作為關聯區對其予以治療。

有些病人伴有子宮附屬器官的炎症，即所謂附件炎，應注意對下部淋巴腺的穴區，鼠蹊淋巴腺等穴區進行按摩治療。對於痛經的患者還要對腹腔神經叢穴區，作為重點穴區進行按摩。

月經異常粗略可分為「月經過少」，不但量少往往時間也錯後，「月經過多」（月經頻繁）、「月經困難」（痛經、腰痛、頭痛等不適）或「閉經」（完全不來月經）。足穴按摩療法，對中樞神經系統有調整作用，對垂體也可以通過手法按摩刺激。因此，可根據其月經周期，在月經來潮前十天，做一個療程七～十次的按摩，月經來潮即停止治療。下一個週期按上述時間治療，以此類推，一般都能在二～三個週期達到滿意的療效。

有些病人為不孕而來求治，如男女雙方都沒有其他器質性疾病，僅由於月經異常而不孕者經二～三週期的足穴按摩治療，一般都能懷孕。此類病例七年來有數十例經治療懷孕者。

㈡更年期綜合症

多數婦女，約四十五～五十歲左右開始停經，這段時期的前後，稱為更年期。對男性來說，相當於開始進入老年期的年齡階段。

婦女進入更年期後，由於卵巢中母卵泡減少，雌激素的分泌也隨之減少，其結果引起內分泌系統和植物神經系統功能失調，出現一系列的症狀，這就是更年期綜合症。

更年期的多數婦女自正常月經轉為月經周期紊亂，經期期限減少，血量趨少，直至完全停止，某些婦女則經期期限延長，流血量多，少數婦女月經突然停止，有些婦女的血管舒張神經不穩定，潮熱，潮紅為典型的症狀，有時還伴有畏寒的感覺、易激動、心悸、眩暈；感覺異常、精神不穩、抑鬱、失眠、乏力等。

更年期是人體的第二次動盪，整個機體由於內分泌系統的調解失衡，會發生一系列的疾病，其中較多見的有：高血壓、冠狀動脈硬化症、關節炎及多個關節痛、絕經期肌肉營養不良症。甲狀腺機能亢進、糖尿病、泌尿系統疾病等。因此，在更年期應注意心理的和機體的保健。如出現更年期綜合症應及時治療。足穴按摩對更年期綜合症有很好的療效。

足穴按摩要點

首先用常規手法按摩刺激基本反射區。其次是骨盆、踝骨內側和外側的子宮、卵巢等穴區。特別要注意仔細按摩內分泌的主要器官——垂體、子宮、卵巢、甲狀腺、副甲狀腺、胰腺等穴區。另外，上下彎曲腳趾，轉動腳脖子也有效果，每天一次，在固定的時間內進行。

七、外科疾病的足穴按摩治療

㈠頸椎綜合症

頸椎綜合症是指頸椎骨關節的病變壓迫神經根和脊髓而出現的綜合症狀，一般指頸椎骨關節肥大性關節炎和椎間盤突出。

此病發病較緩慢，年齡多在四十歲以上，但近年來有年齡逐漸年輕的現象。

此病的診斷要點

1. 隨神經根受累的範圍和程度不同，可出現單側或雙側上肢部分或全部感覺，運動和腱反射的減弱，常以遠端為明顯。如增生的骨刺壓迫脊髓，可出現頸段以下的肢體感覺，運動和反射的改變，嚴重者可有括約肌功能的障礙。

2. 症狀以痲木、酸痛、肌力減弱為最常見。

3. 神經系統檢查：受累神經根分布區的痛、觸覺感減退。出現刮指甲症，彈指試驗陽性。由於交感神經纖維受累，患肢皮膚可顯色澤改變，多汗或閉汗，頸椎棘突旁可有壓痛。上述症狀常可因頸部活動過度而加重。

4. X線頸椎拍片：可見頸椎體有唇狀骨刺突出，小關節及椎間孔周圍骨質密度增加，頸椎前突曲度消失，呈頸強直。

頸椎病是比較常見而又沒有特殊療法治療的疾病，症狀多樣，有的患者可影響正常的工作和生活。雖有一些病例可用手術療法以根治，但因手術危險性大，患者亦不願意接受，故多採用保守療法。

足穴按摩療法對頸椎病有很好的效果，幾年來我們治療頸椎病近百例，效果都非常理想。一九九一年我們曾為一名西班牙客人治療頸椎病。患者五十二歲，患頸椎病已一年多，曾在歐洲採用保守療法效果不好。患者頭痛、頸部痛、活動受限制，上肢痲木已不能堅持案頭工作。她已在法國約好手術日期，偶然被介紹求診於足穴療法，經過我們隔日一次治療，共做三十次，症狀完全消失，恢復工作。法國醫生對此治療非常驚奇，特約定患者把治療過程錄影帶給他看。後來這位西班牙客人因公務又兩次來華，情況一直很好。

足穴按摩要點

除基本反射區常規手法按摩重點是：頭、頸、肩關節、上肢帶斜方肌及上部淋巴腺穴區。頸部穴區的按摩要從輕到重反覆地進行。不要在某一點上按摩，而要以旋法，旋轉按壓。根據頸椎和尾骨手足相關對應原則，應注意按摩尾椎穴區，多數病人在此都有明顯的陽性體徵（見圖41、42）。

如需要做牽引或頸椎固定時，可在牽引固定的同時做足穴按摩法。

(二)慢性腰背酸痛

這裡所闡述的慢性腰背酸痛主要是由骨骼、肌肉疾病所引起的一些疾病。此類疾病常見的病因：

1. 肌肉韌帶損傷：Ⓐ腰肌損傷最常見於腰椎兩側的骶棘肌，韌帶損傷最常見爲腰椎棘間韌帶，其次為棘上韌帶。Ⓑ局部病變處有壓痛或痙攣。即以韌帶損傷為明顯。Ⓒ部分病人與骨骼畸形有關，如脊椎側凸、前凸、骨盆位置不正，兩下肢長短不等、平足等。

足穴按摩要點

足穴按摩療法對腰背部的肌肉韌帶的損傷有良好的治療效果。按摩的重點是足弓上的腰椎、胸椎的穴區。可從輕柔開始逐漸加重，不少腰背酸痛的病人，上肢帶和肩部穴區有陽性體徵，按摩這些穴區可以使肩部放鬆，也能改善腰背酸痛的症狀。

基本區腎、腎上腺、腹腔神經叢穴區及上部淋巴腺和腋窩淋巴腺穴區給予治療，可使損傷部位的抗炎功能有所提高。

2. 腰椎間盤脫出：這也是一種常見疾病，其特點①多發於第四、五腰椎間與第一骶骨椎間。②常有扭傷等損傷史。③早期為腰痛，逐漸可出現一側大腿後側和小腿、足背外側牽引痛（即坐骨神經痛）。④腰椎脊柱可有側彎，並常於第四、第五椎間或第五腰椎與第一骶椎間有壓痛，彎腰可受限制。⑤七〇%～八〇%的病人可有腱反射消失。⑥直腿高舉試驗陽性。求治於足穴按摩療法的病人，有適合與不適合手術治療的兩類病人。對適合手術的病人，應儘量勸說，使其接受手術治療，以免延誤手術時機。

腰椎間盤脫出的病人，有時疼痛很劇烈，特別是夜間，常疼不能寐，故止痛是很重要的

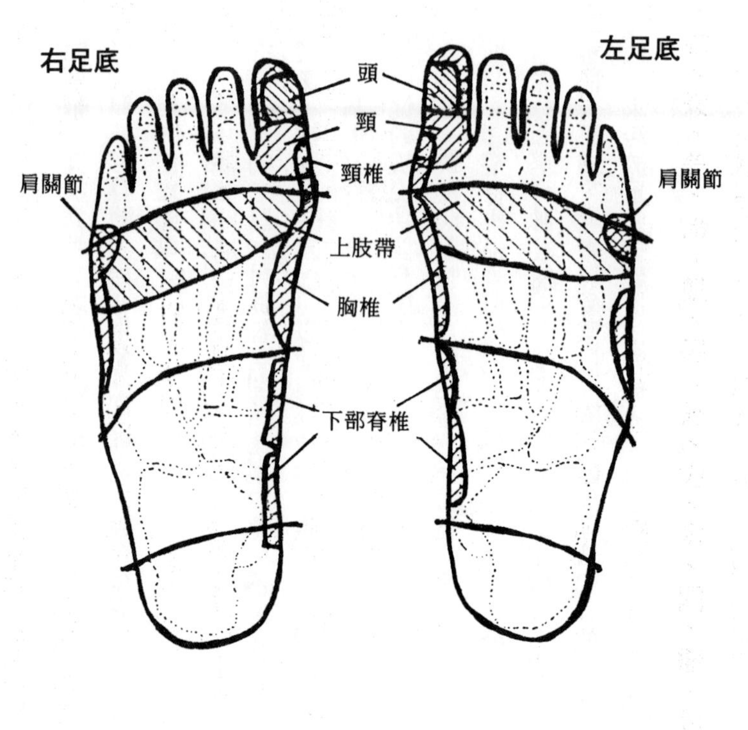

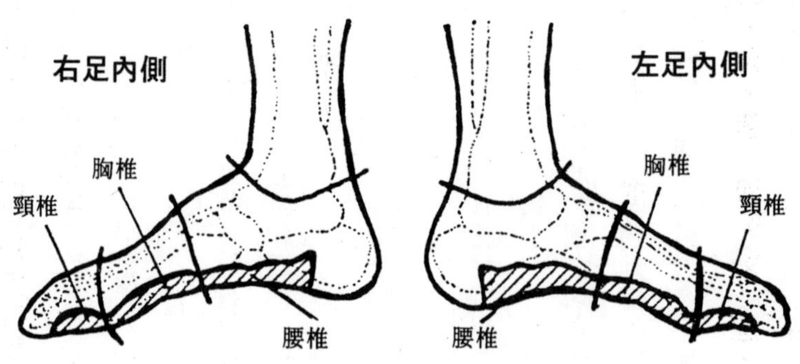

圖41　足底部脊椎關節疾病的穴區

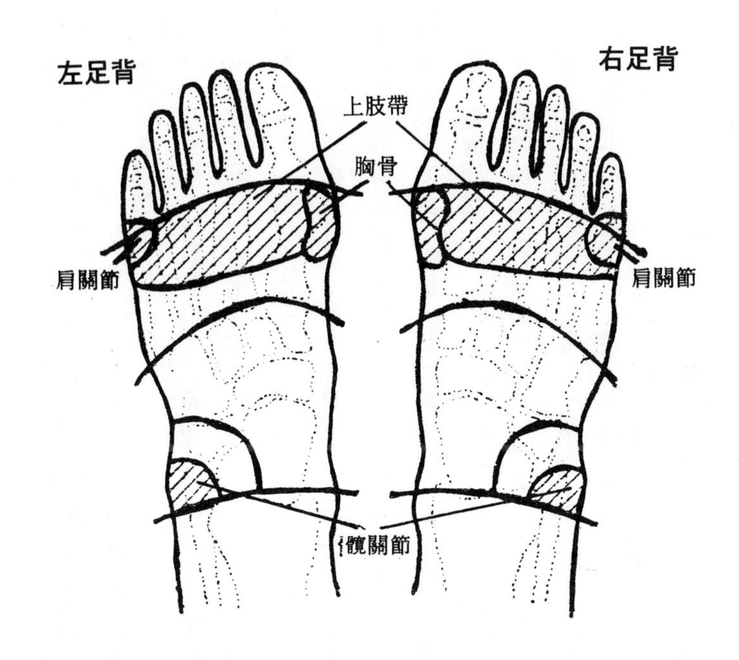

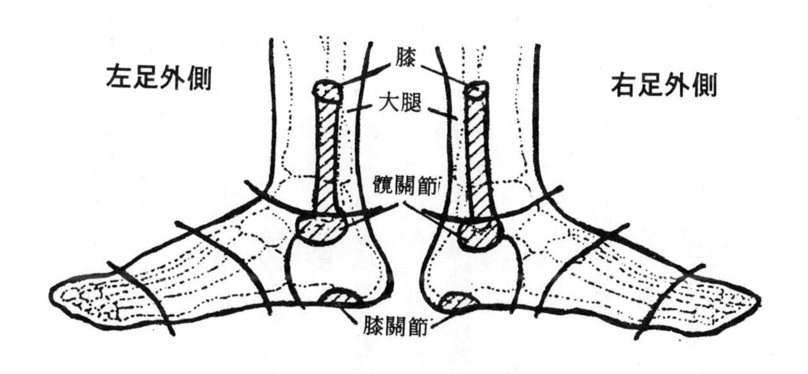

圖42　足背部脊椎關節疾病的穴區

。足穴按摩療法可使其疼痛減輕，改善其運動功能，但需要一個較慢的過程。治療前應和病人講清楚，使之配合，堅持治療。

足穴按摩要點

首先按摩基本反射區以改善整體的狀態。足弓部的腰椎、骶椎區是按摩的重點，應從輕到重反覆按摩刺激。對坐骨神經受累及至小腿及足部時。可按手足相關法。按摩其前臂和手的相對應穴區，這也是很有效的治療方法。注意按摩下部淋巴腺，鼠蹊淋巴腺穴區。

3. 類風濕脊椎炎：類風濕脊椎炎，是類風濕性關節炎的一個部分，多見於男性青年，病變常自骶骼關節或腰骶關節開始，逐漸向上蔓延，脊椎逐漸強直。骶骼關節試驗或腰骶關節試驗陽性。血沉可增快，類風濕陰子可呈陽性。骶骼關節X線攝片顯示類風濕性關節改變。

足穴按摩要點

足穴按摩療法對類風濕脊椎炎的治療，大致和腰椎的其它疾病相同。不過對腎、腎上腺、輸尿管的手法按摩尤為重要。一般類風濕性關節炎病人的檢查中，常可見到這些穴區有很明顯的病理小結。這可能與類風濕關節炎病人的泌尿系統排泄尿酸結晶之類的物質不夠有關。此外，要按摩治療上部淋巴腺穴區，腋窩淋巴腺穴區及鼠蹊淋巴腺穴區。還要按摩如甲狀腺、副甲狀腺、睪丸或卵巢等內分泌穴區。

4. 骨關節代謝性疾病：最常見為肥大性關節炎，其次是各種原因引起的脫鈣症。如老年性脫鈣、絕經性脫鈣。少見的尚有甲狀旁腺功能減退、腎小管性酸中毒等。

肥大性關節炎有以下特徵：腰背酸痛常於清晨起床前最重，活動後好轉，下午勞累後或天氣轉變時加重。局部多無明顯體徵。X線攝片顯示椎體邊緣有唇型骨贅，如伴有脫鈣症則有脫鈣的表現。

足穴按摩要點

足穴按摩療法對肥大性關節炎的治療和上述各種腰背酸痛疾病大致相同。對此類疾病說來基本反射區的頭、頸、垂體、腎、腎上腺、輸尿管、膀胱穴區尤為重要，也就是說對整個機體的調節功能的改善，對此類疾病有很重要的意義。

5. 腎虛腰酸：中醫學中的腎不僅僅單指解剖學科的腎臟，它還包括生殖系統和一些內分泌系統的功能，是廣義的。也就是說中醫的腎所指的是神經——體液循環功能的調節等。腎虛就是這方面功能不夠和較差。當然也包括由於各種慢性疾病引起的腰酸。其特點多呈兩側對稱性的腰酸。晨起時較輕，下午或勞動後加重。腰部活動無障礙，亦不誘發酸痛。無局部之壓痛和叩打痛，一般輕叩反而有舒服感伴有其它體質虛弱的徵象。

足穴按摩要點

對腎虛腰痛足穴按摩的治療要點，以基本反射區為首要手法按摩穴區，特別是對垂體、腎、腎上腺、輸尿管、膀胱穴區要加重、加強。這裡所指的重與強不是力度的重和強，而是時間的長和反覆按摩。

對內分泌系統的諸穴區，也要重點處理，如甲狀腺、副甲狀腺、睪丸或卵巢的穴區。為改善整體的虛弱狀態，對胃、十二指腸、小腸、大腸等消化系統的穴區給予治療，促進食慾的增進，吸收和消化功能的活力。消化吸收功能好轉必然整體會強壯起來。同時對腹腔神經叢也要認真按摩，這能改善睡眠，是全身狀態好轉的必要保證。

㈢關節酸痛

這裡闡述的關節酸痛主要是指那些比較長時間的慢性關節痛疾病。關節酸痛，除關節本身病變外，亦可因關節周圍病變引起，如肌纖組織炎、韌帶損傷、腱鞘炎、滑囊炎、神經反射等。

1. 關節病變

變態反應性疾病，常見者有風濕性關節炎及類風濕性關節炎，少見者是一些膠原性疾病如播散性紅斑狼瘡等。

風濕性關節炎：關節酸痛多呈游走性（以大關節為主），病人多有急性發作之既往史（關節有紅腫、熱脹、痛以全身發燒等）。可伴有心臟瓣膜病變，對水楊酸類藥物及強的松等激素類藥物有明顯的療效。在活動時期血沉可加速，抗鏈球菌「O」滴度可增高。不產生關節畸形及強直。X線攝片常無關節的異常改變。

類風濕性關節炎：病變以小關節為主，常有關節腫脹、畸形或強直，很少伴有心臟瓣膜病變，對水楊酸類及強的松等激素類藥物較風濕性關節炎差，常不能得到完全緩解。活動期血沉可增快，抗鏈「O」亦可增高。X線攝片有骨質疏鬆、關節腔狹窄的表現。

足穴按摩療法對風濕性關節炎和類風濕性關節炎都有一定的療效。風濕性關節炎，如能在活動期就開始應用足穴按摩，效果就更為明顯。在應用藥物療法如抗菌素、水楊酸類藥物和強的鬆等藥物，同時輔以足穴按摩治療，不但能縮短藥物使用的時間和減少劑量，還能補充藥物療法治本的不足。

足穴按摩要點

風濕性關節炎足穴按摩治療要點，首先按摩垂體、腎上腺、腎、輸尿管、膀胱穴位，以提高腎上腺皮質激素的分泌功能和增強泌尿系統排除毒素的功能。

按摩各淋巴腺穴區，以增強免疫功能。

對具體紅、腫、熱痛的關節相對應穴區給予充分按摩，以消除症狀。

按以上方法進行治療時，會很快地消除各種症狀，發燒可消退，關節腫痛可消失，甚至血沉也可減速，抗「O」的滴數下降。此時可逐漸停藥或逐減藥量，但足穴療法不可減少，至少每週不能少於三次。如果一切症狀都無反覆時，三週後再減少至每週二次，以至一次。

最好能堅持四～六週的治療。

治療過程中，由於天氣的變化，或勞累可能出現症狀的反覆，此時不要失去治療信心，反覆的病情會在三、四天內平穩下來。也就是說病情的好轉可能是馬鞍型的曲線。臨床經驗證明達到顯效或治癒的標準是完全可能的。治療過程中應注意預防感冒，病情常因感冒而反覆。

類風濕性關節炎的治療相對來說要比風濕性關節炎難度大。病人常是在小關節已經有了變形，或經過多方醫治效果不好時才來求治於足穴按摩療法，這樣給治療增加了難度，儘管如此，只要堅持接受較長時間的治療，病情會停止發展，對僵硬強直的小關節也能有所改善。

足穴按摩要點

基本反射區重點為垂體、腎上腺、腎、輸尿管、膀胱穴區，和風濕性關節炎大致相同。

症狀反射區：為受累及的關節除在足部可按摩到髖、膝、肘等大關節外，類風濕性關節炎多累及小的關節，如手關節。因此，可根據手足相關法的原則尋取穴區。例如，手的小關節，可在腳的小關節尋取，而腳的小關節就在手的相對應關節尋取。除小關節可按此原則尋取外，大關節也可以此類推。如頸關節相對應尾骨，髂關節與肩關節相對應，膝關節與肘關節相對應，腕關節與踝關節相對應等。

關聯區為各淋巴腺穴區和各內分泌腺穴區。

感染性病變：常見者有結核性及化膿性關節炎，多為單關節。結核性關節炎發病緩慢，關節痛與關節的活動有直接關係。常伴有肌肉痙攣與活動受限，局部可有腫脹及肌肉萎縮。多伴有結核病的中毒症狀，如低燒、盜汗、乏力、消瘦等。X線檢查有助於診斷。

化膿性關節炎按摩，發病急驟，伴有惡寒戰慄、高燒、白細胞明顯增高等感染中毒症狀。關節的紅腫熱痛非常明顯。壓痛點在關節線而不在骨端，這是和急性骨髓炎鑑別要點。關節穿刺液檢查細胞計數增高，並以中性為主。

無論是結核性關節炎還是化膿性關節炎，當前都有特殊療法，不直依靠足穴按摩療法治療，對求治者應講明道理，勸其應用現代醫療技術，抗感染藥物療法。如有患者自願在抗炎藥物治療的同時併用足穴按摩療法，可作為輔助治療的手段。

足穴按摩輔助治療要點：按摩基本反射區諸穴區，以改善全身狀態。針對受累關節按摩相關穴區，以改善關節局部症狀。按摩刺激其各部淋巴腺穴區，以增強免疫功能。並可刺激胃、十二指腸、小腸、大腸及腹腔神經叢穴區，以改善病人的睡眠和消化吸收功能，從側面幫助整體狀態，加速疾病的痊癒。

代謝性病變：多見者為肥大性關節炎（即骨關節炎），少見者為痛風。肥大性關節炎發病年齡大多在中年以上，除腰背部椎間關節外，常累及負重關節，如髖、膝關節。局部無紅、腫、熱、痛。酸痛常在早晨最重，活動後有好轉，勞累後加重。一般無活動障礙和強直。

X線攝片可見骨贅形成。痛風較少，可參見另節。

肥大性關節炎是足穴按摩治療效果較差的關節酸痛疾病，不能對肥大增生的關節有根本性的改善，但採用手法按摩相應關節的穴區，能減輕酸痛症狀。

足穴按摩要點

治療要點除基本反射區常規按摩外，重點是對疼痛關節相應穴區進行按摩，從輕到重，按摩時間需長些，堅持每週不少於三次，病人會感到疼痛見輕，有的也可消除。

功能性關節酸痛：常呈不定位多發性關節輕度酸痛，可長期無進行性加重。局部無異常體徵，活動也不受限制，常伴有其它神經功能紊亂症狀。

足穴按摩要點

注意按摩頭、頸、垂體、腎、腎上腺等基本反射區。腹腔神經叢對功能性疾病有重要意義，應作為基本區的重點。對具體酸痛的關節，除按相應穴區尋穴治療外，也可根據手足相關法進行對症的治療。此外對諸內分泌腺穴區，以關聯區對待，適當予以手法按摩刺激。

2. 關節周圍病變

滑囊炎：滑囊位於關節附近，多介於肌肉或肌腱附著處與骨隆起之間，大多係由慢性損傷引起。最常見者有三角肌下及髕骨前滑囊炎、髕骨下滑囊炎及膕窩滑囊炎。主要症狀為局部關節疼痛，急性期尚可有局部腫脹。與關節炎不同之處為：若疼痛因關節病變所致，則該關節的任何運動均可引起疼痛；而滑囊炎的疼痛只限於牽連到該滑囊的幾種動作時才發生，並有滑囊局部壓痛。

腱鞘炎：多見於手腕及肩二頭肌溝部，疼痛及壓痛都侷限於病變處。如有腫脹，常呈條索狀，牽連該肌腱活動時可誘發疼痛，並有活動受限。

纖維組織炎：為關節的肌肉、筋膜、腱及韌帶的病變，多見於肩關節周圍，患處關節強直，活動受限，酸痛，發作和消退均迅速，患者多有勞傷史。

足穴按摩要點

以上三種疾病都是局部的病變，足穴按摩療法治療時，應以處理患處為重點。手足相關法非常重要，也就是說上肢關節的病變在下肢相關部位尋穴；下肢病變在上肢尋穴；手關節到足關節尋穴，以此類推。有意思的是約八五％的病人，在手足相關穴區都有強烈的壓痛和病理小結，經過手法按摩，絕大多數病人會很快見效。

肩關節周圍炎：俗稱肩周炎，經常有肩關節粘連，歐美常稱其為「冷凍肩」。因患此病者多為中年人，五十歲左右，故人們又常稱此病為「五十肩」。發病率高，求治於足穴按摩的肩周炎患者也多。病因不太明確，可能繼發於腱鞘炎、滑囊炎及纖維組織炎後。由於發病多在四十五～五十五歲左右，有人認為此病和更年期的內分泌活動改變有關。

肩周炎表現為慢性肩部酸痛，晚間加重，肩關節主動和被動外展、外旋、及後背上抬等均受限制，因而不便脫衣，不便梳頭、洗臉，肩峰下可有廣泛壓痛，肩部肌肉可萎縮。

肩關節周圍炎的診斷不困難，但也應對病人進行全面檢查，綜合考慮。有些疾病也會出現類似肩周炎的症狀，如頸椎綜合症、肺癌、膽囊疾病等，因此應格外注意，不要誤診。

足穴按摩療法對肩周炎有很好的療效，治療的時間長短和病理長短成正比。如有肩周圍的粘連，則應配合功能鍛鍊，可教授病人自我鍛鍊的方法，配合治療。

足穴按摩要點

右肩關節穴區在右腳，左肩在左腳。穴區在腳底靠小趾根，第四和第五蹠骨的肉球部。此外髖關節區，在肩關節有病時能尋到明顯的壓痛和病理小結。頸部穴區和上肢帶穴區也是很重要的穴區，不少的肩周炎和頸椎綜合症合併在一起，並常有後背緊張和壓重感，有些病人還累及肩胛下，肩胛穴區也應按症狀區按摩。

由於肩周炎常發病於五十歲左右，而這個年齡段的人，此時期正是內分泌系統的分泌和調節功能較差的時期。因此在檢查和治療肩周炎病人時，還要對內分泌系統諸穴區，給予應有的重視，如有陽性體徵，應按關聯反射區給予必要的手法治療。上部淋巴腺、腋窩部淋巴腺穴區，有時也會有陽性體徵，也要按關聯反射區處理。

㈣坐骨神經痛

坐骨神經痛的病因很多，但九五%左右是由於腰椎間盤病變、腰椎關節強硬或骶髂關節病變而引起。其中尤以腰椎間盤突出為最常見。疼痛自臀部後沿大腿後向小腿外側或後側而至足部。如第一骶骨根受損（第五腰椎間盤突出），則放射痛沿大腿、小腿後外側至外踝及足外緣；如第五腰根受損，則疼痛沿前外側至足背；如第四腰根受損（少見），則疼痛沿小腿前內側至足內緣。此種放射痛可因咳嗽、排便等而加重。

直立時腰稍向前屈曲。同時有腰椎側凸。受損腰椎旁肌肉有壓痛，壓迫頸靜脈使脊髓腔內壓力增高而致疼痛。直腿高舉試驗陽性，提腿試驗也呈陽性。小腿肌可有萎縮，感覺障礙輕微，感覺障礙分布與疼痛相同。第一骶根受損，踝反射消失或減弱。第五腰根受損，膝反射減退，股四頭肌輕度萎縮。

中間部位椎間盤突出引起兩側小腿無力，兩側反射改變，同時可有膀胱及直腸功能障礙。

坐骨神經痛是足反射療法治療效果很好的一種疾病，治療越早，療效就越好，療程就越短。幾年來我們治療了坐骨神經痛病例數百例，對可追訪的四十餘例觀察，無一例無效。

足穴按摩要點

常規手法按摩基本反射區以改善全身調節功能狀態。

重點手法按摩其腰椎穴區最敏感處。

根據疼痛放散的情況，按手足相關法尋找其上腰相對應的穴區，按摩其壓痛和敏感部位，也是很重要的治療方法。

㈤胸痛

胸痛的原因一般可分為五大類，即胸壁、肺及胸膜、心血管、縱膈及食道病變。我們這裡主要闡述因胸壁的一些病變引起的胸痛。胸壁病變所引起的胸痛是各類胸痛中最常見的一種。胸壁痛原因不外乎胸部肌肉、肋骨及肋間神經病變。

肌肉病變：最常見為胸背肌的局部損傷，或因慢性劇烈咳嗽引起胸肌及肋間肌的勞損所致。診斷可根據壓痛侷限於肌肉，並排除肋骨及肋間神經病變。

肋間病變，最常見為肋軟骨炎，多位於第二肋骨與肋軟骨交界處，疼痛常呈針刺樣或持續隱痛，局部可見輕微隆起，並有壓痛。其它有肋骨挫傷、肋骨骨折及骨髓炎，壓痛均限於肋骨本身。

肋間神經病變：由於病毒、毒素等引起的神經炎，如流行性胸痛、帶狀疱疹或其它神經炎，或由於脊髓和脊椎病變引起的神經根刺激所致。疼痛的範圍多侷限於病變肋間神經分布範圍，呈刺痛、燒灼痛，甚至刀割樣痛。檢查時沿肋骨下緣肋間神經部位可有壓痛，該肋間神經之整個分布區常有感覺減退或過敏。如為流行性胸痛，起病時尚有病毒感染的一般症狀，如畏寒、發熱、頭痛等，一般於一週內痊癒，亦可更長。帶狀疱疹，有時在疱疹出現前數日有胸痛，而且疼痛劇烈，以致痛不成寐，有時遷延十日以上才出現疱疹。疱疹出現後疼痛可有所減輕，個別者疼痛仍不減，病人非常痛苦。

上述三種胸壁病變，施以足穴按摩療法效果顯著。對胸部肌肉局部損傷和因劇烈咳嗽，而引起胸肌及肋間肌勞損而引起的胸痛，應用足穴按摩療法可獲速效，如果就診及時，一般一次就可見效。對肋骨病變，無論是肋軟骨炎或肋骨的損傷，也有特效。肋骨骨折在固定等骨科處理基礎上再作足穴按摩，也能使整個療程比傳統方法縮短三分之二以上，此療法可推廣應用。帶狀疱疹俗稱串腰龍。群衆常認為如果帶狀疱疹兩頭連上就會有生命危險，故對此病很害怕。足穴按摩療法不僅有止痛的效果，而且使尚未出現的疱疹不再繼續發生，因此很受病人讚服。

足穴按摩要點

不論是哪種胸壁疼痛，首先要對基本區進行按摩治療，以改善整體的一般狀態，使神經系統和體液調節系統充分發揮其作用。對腎、輸尿管、膀胱穴區的按摩刺激能促進腎及泌尿系統迅速地排出毒素。

症狀反射區是肋骨穴區，病患在左側胸壁，應按摩左側穴區多些，病患在右側則多按摩右側穴區。橫膈膜和胸腺的穴區也屬於此病的症狀區。也可根據足背上的肋骨和胸部穴區來判斷病變位置。如一女性患有帶狀疱疹一週多，足穴檢查時發現其陽性體徵位置偏高，有乳腺的上部並向後延伸至肩胛下，另一側胸部未發現陽性體徵。其診斷和實際情況及胸背檢查完全一致。

關聯反射區要注意按摩上部淋巴腺和腋窩淋巴腺的穴區。有時在脾區和下部淋巴腺穴區觸到陽性體徵。注意檢查患者內分泌系統的反射區，特別是甲狀腺、副甲狀腺穴區，部分病人會有陽性體徵，可按關聯區予以手法按摩治療。

此類病人一般療程在三、五日內或一週之內取得顯效或痊癒。

㈥痛風

痛風為嘌呤代謝紊亂所引起的疾病。人體嘌呤基來源有二，即飲食和體內合成。嘌呤基代謝產物尿酸自腎臟排出。當體內嘌呤基產生過多，超過腎臟的排泄能力時，尿酸即在體內及組織內積存，並可沉著於關節、結締組織及腎臟，引起該部位的炎症變化，亦可結晶析出形成特徵性痛風結石。

此病男性多於女性，約為20：1。急性期時可驟然發病，發病多在半夜或清晨。起初多為單個關節炎，有半數發於第一趾關節，其次常累及趾、指和其他小關節。受累關節紅、腫、熱、痛。有時還伴有發熱及白血球增高等。約數日至數周症狀逐漸消退，以後即轉入慢性期。

慢性期時關節腫大、肥厚、畸形及僵硬。多數病人有痛風結石，多發生於神經周圍及耳殼，並可潰破形成瘻管，排出白色尿酸鹽結晶，後期影響腎臟。

此病發病率在我國雖然未有國外發病率高，但臨床上時有所見，目前中西醫藥物療效均不顯著。

足穴按摩要點

腎上腺、腎、輸尿管、膀胱為重點，其次為所累及的關節穴區。適當注意全身整體的治療。

(七)四肢急性損傷中的手足相關法

手足相關法認為人的手和足、前臂和小腿、膝關節和肘關節、肩關節和髖關節、肩部和盆腔部、上臂和大腿、指和趾，都是相關的關係，也就是相對應的關係。某處有疾病發生，一定會在其相關部位或相對應的部位有疾病的病理信息，在此處治療就會取得療效。

這裡主要講手足相關按摩法在急性四肢損傷的應用問題。我們應用手足相關法治療過無數例四肢部位的急性扭傷、挫傷以及感染性疾病，均取得了好的效果，而且可以達到速效。

病例1：右足扭傷

患者李××，男性，二十七歲，工人。右腳扭傷一天，檢查右踝部腫脹並有壓痛，不屈曲內旋，有皮下出血，皮膚呈青紫色。根據手足相關法按摩右手的腕關節二十分鐘，從輕到重反覆手法按摩。開始按摩時患者感到非常疼痛，繼續按摩穴區，疼痛逐漸減輕。囑患者絕對休息次日來診。患者次日早自己走來，雖然患處尙能看到皮膚青紫，但已不疼痛，腫脹已消退，當即又做一次按摩，病人痊癒。

病例2：左拇趾扭傷

患者王××，男性，三十歲，工人。打籃球時不慎扭傷左腳拇趾，患者主訴腳拇趾痛，檢查有腫脹，點壓其左側手拇指也有明顯壓痛，當即以手足相關原則按摩其左手拇指二十分鐘。按摩後腳拇趾疼痛消失。第三天來診，患處不痛，運動正常，腫脹消退。

病例3：左小腿丹毒

患者劉××，四十歲，男性，職員。患者左小腿部紅腫已二十多天，經兩家醫院診斷為丹毒，以抗菌素治療和抗菌素加中藥治療效果不明顯而求診於足穴按摩。檢查左小腿中間有一紅腫，皮膚表面較其他部位溫度高，邊緣清楚，白細胞計數一萬，中性八二%，診斷為丹毒。以手足相關法於前臂相對應處找到明顯壓痛區，在此處手法按摩二十分鐘。次日來診患處紅腫見消退，繼續做手足相關法，如此治療三天患處紅腫完全消退，無其它症狀，查白血球總數及中性均已正常，痊癒。

病例4：左手疼痛

患者王××，女性二十歲，工人。患者左手背肌肉痛，三天後來診。手法按摩於左足背相對應部位，有壓痛，按摩進行中壓痛逐漸減輕。二十分鐘後，壓痛已不明顯，左手背肌肉疼痛完全消失。

病例5：兩足內緣痛

患者張××，女性，十五歲學生。患者兩足掌的拇趾短屈肌所附第一跖骨隆起部位疼痛，三天後就診。觸診按雙手魚際附近隆起有明顯壓痛，以手法按摩雙手魚際部位，從輕到重進行，壓痛即由重至輕。按摩雙手各十五分鐘後，無壓痛，足掌疼痛消失。

病例6：落枕

患者常××，女性，三十二歲，工人。主訴起床後頸部痛，牽引右側肩痛，頸部運動有障礙及疼痛。手法按摩足部頸、肩及上肢帶穴區，半小時後，自覺稍有好轉但頸部運動尚有障礙。當即又按摩尾骨部位，有明顯壓痛，按摩十五分鐘後壓痛消失，頸部疼痛也消失，運動旋轉恢復正常。

病例7：甲溝炎

患者林××，女性，四十歲，職員。患者左手中指腫痛來診，檢查左手中性紅腫、甲溝處尤甚。左腳中趾相對應處有壓痛，當即手法按摩二十分鐘，壓痛逐漸減輕。次日又治療一次，第三天來診，左手中指紅腫已完全消失，無其他症狀，痊癒。患者告之半年前她曾患過一次該中指甲溝炎，用抗菌素治療，兩星期才痊癒。患者對足穴按摩治療甲溝炎如此之快痊癒，感到非常高興。

病例8：右腳小趾骨折

患者張××，男性，五十歲，職員。患者於四年前右腳小趾外傷，為開放性骨折，手術治療後痊癒。此後每遇走路多或鞋穿得不合適時患趾疼痛，休息或改穿寬鞋可好轉。經檢查患趾外觀無改變，按壓時疼痛；右手相對應的小指，也有明顯壓痛，當即給予手法按摩，十五分鐘後患趾疼痛消失。並轉告患者如再有疼痛發生時，可按此方法按摩右手小拇指，平時不痛時也可以經常按摩，如此可解決右腳趾的疼痛問題。三個月後，患者告之，自上次來診後，按醫生教授的方法，每天按摩右手小指幾分鐘，未再發生小趾疼痛問題。

八、過敏性疾病的足穴按摩治療

(一)哮喘

哮喘病，又稱支氣管喘息，是一種以呼吸困難為主要表現的呼吸道疾病，也是由於遺傳、過敏、大氣污染、精神等因素，互相交織在一起的變態反應性疾病。

當哮喘發作時，小支氣管的平滑肌發生痙攣性收縮（是一種不正常地持續性地向內收縮）、粘膜充血、水腫、分泌物增加。由於痙攣的管腔變得狹窄，加上痰液的增多粘稠，堵塞氣管，使通氣量減少，出現呼吸困難。

哮喘發作突然，多在半夜或清晨。這是因為支氣管的平滑肌受迷走神經支配，迷走神經在夜間緊張興奮性增強，從而使支氣管平滑肌收縮，管腔變窄，肺通氣量減少，並使機體缺氧。另外，季節的變化，天氣的變化、濕度的變化、過度疲勞、飲食過量、精神變化等，也可誘發哮喘病發作。一般認為，哮喘變成慢性頑疾後，藥物雖可以暫時控制症狀，但治癒不易。所以民間有「內科不治喘，外科不治癬」之說。

中醫認為：喘的形成，主要由氣機升降出納失常所致。因「肺主呼氣，腎納氣，肺為氣之主，腎為氣之根」。若肺與腎的功能失常，再遇誘發因素，如感受外邪，或傷於飲食，或情志不和，或過於勞累等，擾亂了氣機的出納升降，從而發生喘症。

足穴按摩要點

1. 辨虛實：按中醫辨證認為「哮喘之症」，有邪者為實，無邪者為虛，實喘為邪氣壅肺氣失宣降，多由風寒痰濁等引起；虛喘之本在於肺腎，多由肺氣損傷、腎不納氣、精氣內虛形成。用西醫的觀點可理解為有合併感染者為實證，虛證則是由腎上腺皮質激素分泌不足而引起。中醫所說之腎，不但為腎臟本身，還包括內分泌系統等，但在臨床上來觀察慢性哮喘的病人，多為虛證，感染多為繼發，故在治療時還應結合臨床來確定其虛實。

2. 基本區按摩：對虛證，扶正是主要治療方針，以基本區為重點。在基本區的八個穴區中，又以垂體、腎上腺和腎等內分泌腺穴區為重要，應給予五十次以上治療量並反覆治療。即使是治療有合併感染的病人，扶正和祛邪並重時，也應多注意基本區的按摩點壓。臨床中，我們經常發現，哮喘病人很多是在肺及氣管穴區，陽性體徵並不明顯，而腎、腎上腺的穴區是最敏感的。

3. 症狀區按摩：肺和氣管是本病的症狀區，無論有否明顯的陽性體徵都要給予足夠的手法刺激，鼻咽部也應按症狀區對待，也應不少於三十次的治療量。

4. 關聯區按摩：淋巴系統諸穴區，特別是上部淋巴腺，在有明顯併發感染時要加大治療量，可給予每穴五十次的點壓。在無明顯併發感染時也應給予三十次以上的治療量。這樣的治療方案就像西醫治療哮喘時，在給予擴張氣管和激素的藥物同時，配合抗菌素治療一樣。

此外，根據中醫理論「肺於大腸相表裡」，對大腸的穴區按關聯區對待，治療量每穴不少於二十次。根據我們的經驗，在腳部的脊椎上中部，可尋到陽性的穴區，此為中醫所說督脈肺俞穴區，手法按摩此穴區，常取得異常良好的效果。

有些病人，在胃、膽、肝、脾諸穴區也常有陽性體徵，這說明疾病的慢性過程對機體的諸多器官造成了不良的影響，或是在病因上就有這些器官的病理變化因素。因此，也要給予不少於二十次以上的治療量，以改善其整體狀態，促使哮喘康復。

足穴按摩哮喘效果明顯，並有治本的功效。對慢性病人來說要堅持比較長期的治療，如能在季節變化之前給予預防性治療，常能使發作減輕、減少或不出現急性發作。

典型病例1

患者李××，男性，五十二歲、公務員。患哮喘已十年，每年都是在夏季發作。發作時出現重度呼吸困難，可聽到明顯的喘鳴音。由於哮喘，患者每年夏季都要住院不能工作。過敏試驗表明他對多種物質敏感。經過多種治療方法均未取得明顯效果，每次發作都需用激素療法，且用量很大，服藥時間很長，才能緩解症狀。雖然每年都在夏季發作，但發作後很長時間都不能恢復體力，多年下來整體狀態日逐下降，食慾及睡眠都不好，並經常發生感冒，體重不到五十公斤。

一九八七年發作時來我院門診治療，經一週六次治療後，症狀明顯緩解，經二十次治療症狀完全消失，在治療期間沒有用任何藥物。

一九八八年夏初又作兩個療程二十次的預防性治療，當年未有發作哮喘，體力明顯恢復。一九八九年追訪，也未有發作哮喘。

典型病例2

患者王××，女性，四十八歲、教師。患者於十五年前患有支氣管肺炎合併肺氣腫，此後一直哮喘，無論春夏秋冬經常犯病。發作期長於間歇期，發作時哮喘非常嚴重，可出現發紺甚至昏迷。每日發作均需靜脈點滴激素類藥物才能緩解，緩解後需口服強的鬆及激素類藥物噴霧劑維持日常生活。病程已有十年以上。一九八九年來門診接受足穴按摩治療，每天一次。半月後在不減藥的情況下，症狀明顯好轉，後逐漸減少藥物繼續堅持按摩治療，一個月後症狀消失，藥物停止。此後隔日來門診或自我足穴按摩，六個月後完全堅持自我按摩，追訪兩年未發作哮喘，並恢復了正常工作及生活。

㈡過敏性鼻炎

過敏性鼻炎的主要症狀是打噴嚏、流鼻涕或鼻塞，它是由一種稱為過敏原的物質引起的。這種過敏原因人而異，或因灰塵、貓狗等動物的毛或衣物和毛毯的纖維，而多見的則是由於花粉，故本病又稱為花粉症。花粉過敏症在過敏性鼻炎中占很大的比重，其發病帶有很大的季節性。近年來過敏性鼻炎有增多的趨勢，這可能和人造纖維品種和數量的增多有關。

根據我們的臨床實踐證明，足穴按摩對本病有明顯的療效，這可能是因為足穴按摩不但是對於局部，而且能改善整體的抗過敏功能有關。

足穴按摩要點

1. 基本區：特別要注意垂體、腎上腺、腎穴區的按摩，每穴應不少於五十次以上的治療量。

2. 症狀區：鼻、喉、咽、氣管和肺穴區，應不少於三〇次的治療量。

3. 關聯區：注意按摩淋巴系統的各穴區，特別是上部淋巴腺穴區。例如，甲狀腺、副甲狀腺、睪丸或卵巢等內分泌腺穴區，也應作為關聯區對待。可在脊椎的上中部尋找一下，看有無陽性的穴區，也就是中醫所說的肺俞穴區，如有也應按關聯穴區對待。

根據我們對三〇例過敏鼻炎臨床觀察表明，約有九〇%以上的病人痊癒。其他也均爲有效者，尚未發現治療無效的病人。

(三)神經性皮膚炎

神經性皮膚炎是由於神經系統功能紊亂而引起的一種皮膚病。其症狀主要是局部作癢，不斷搔抓後局部出現扁平丘疹，顏色如常，逐漸皮膚增厚，乾粗，皮紋理加深，形成侷限性肥厚斑塊，境界清楚。表面有少許鱗屑、抓痕及血痂，瘙癢陣陣發作，尤以午後夜晚為甚。好發於頸部兩側，項部、肘、下腿側、骶部及手掌等處，常是對稱而生。少數病例開始先發現紅斑，伴有劇癢，搔抓後表面糜爛滲出；經過一定時期，急性炎症消退後形成侷限性皮膚肥厚斑塊。

除皮膚症狀外常伴有失眠、頭昏、頭痛、胸悶、氣短，有時還有心慌、心煩、易怒等症狀。

中醫認為，本病多因情志不遂，悶鬱不舒以致氣血運行失調，凝滯於皮膚，鬱久化熱耗傷陰血，肌膚失養而致。臨床上類型多為血虛肝旺。幾年來臨床實踐表明，足穴按摩治療本病有很好的療效。根據我們對三十例病人的臨床觀察，總有效率為九〇％以上。

足穴按摩要點

病人多呈虛型，以補法為主。首先按摩基本反射區，反覆仔細地按摩大腦、垂體、腎上腺、腎、輸尿管、膀胱以對中樞神經系統和神經體液循環予以調節。每穴給予不少於五十次的治療量。

皮疹局部相對應的穴區作為症狀區給予不少於三十次的治療量。

關聯區需對胃、十二指腸、結腸、肝、膽穴區給予不少於二十次的治療量。

治療後一般在十次以內就有明顯的效果，首先是全身症狀的改善，隨之瘙癢好轉，增厚的皮膚逐漸脫落，新的皮膚出現，八〇％以上的病例需約三十～五十次治療。

典型病例：患者為五十三歲美籍華人，患神經性皮膚炎二十年。曾在美國、歐洲、日本、台灣等地用過各種方法治療，效果都不理想，偶然在飛機上聽同機旅客介紹，來診。患者頭部、胸、上下肢、手上多處皮疹皮膚增厚，並伴有心煩，易怒，失眠等症狀。

第五次治療後，皮疹奇癢減輕，身體症狀緩解。第二療程中間，皮癢局部開始脫皮，癢消失。僅治療五十九次後而痊癒，追訪三年未復發。

㈣蕁麻疹

蕁麻疹是一種變態反應性皮膚疾病，中醫稱其癮疹。常因食魚、蝦、蟹等海物，或飲酒、汗出當風而誘發，也有的服藥、注射藥物過敏而引起。

本病分急性、慢性兩種。急性蕁麻疹，急性發病，首先局部發生瘙癢，抓後皮膚潮紅，迅速出現扁平侷限性疹塊，大小不等，呈圓形或不規則形，顏色鮮紅或中央呈白色，邊緣呈紅色，有明顯瘙癢及輕度灼熱感。一般一～二小時後逐漸消退，消退後不留痕跡，晝夜可發作數次，嚴重者疹塊泛發全身。可伴有發燒、胸悶、噁心、嘔吐及腹瀉等症狀。

慢性蕁麻疹，急性蕁麻疹一般三～五天或十餘天即可治癒，但也有遷延數月，甚至一～二年，一般過敏性治療無效者。

中醫認為急性蕁麻疹多因風邪鬱於皮毛或因內有食滯。邪熱復感風寒所致。而慢性多因情志不遂，肝鬱不舒，鬱久化熱，傷及陰液所致。足穴按摩對蕁麻疹有非常好的療效，求治者多為慢性遷延經一般抗過敏無效者。

足穴按摩要點

本病虛實均有，根據臨床辨證決定採用補瀉之法。

基本區：頭、頸、垂體、腹腔神經痛、腎上腺、腎、輸尿管、膀胱，都要仔細按摩，特別是垂體、腎上腺要增加按摩治療法。

症狀區：在此病治療中可以省略。

關聯區：除基本區的內分泌腺穴區外，其他內分泌腺應檢查是否有陽性體徵。為增加免疫功能應對淋巴穴區給予適當的治療，此外對胃、腸、肝、膽也應檢查。如有陽性體徵也應給予治療性按摩。

九、小兒科疾病的足穴按摩治療

㈠小兒厭食症

小兒厭食症是指兒童較長時間的食慾減退。引起小兒厭食症的原因很多，因本身體質的原因，如患了某種疾病而影響到脾胃的消化功能；由於環境的改變，氣候的變化等。

但大多數患者常是因挑食而引起的。這些兒童吃各種零食太多，甜食品，高熱量食品以及各種飲料沒有規律地給孩子吃，致使正式吃飯的時候，吃不下去了。又兼各種冷食冷飲吃多了，也影響正常的消化和吸收功能。

患厭食症的兒童往往整天只愛喝水不願吃飯，無論什麼好吃的食物，患兒都不感興趣，哄著也不吃。甚至有的一兩天沒有正經吃什麼也無飢餓的表現。患兒因長期厭食會出現消瘦，頭髮無光澤或直立打綹。家長為此非常著急，服鈣製劑，補鋅，服中藥等治療方法療效都不顯著。

患厭食兒童年齡小的二～三歲，大的有九～十歲。由於長期飲食不佳，抗病能力下降，患兒經常感冒發燒或患扁桃腺炎，氣管炎反覆發作遲延不癒者屢見不鮮。

中醫認為：「胃為水穀之海，脾主運化。」引起厭食的直接原因是脾胃功能失調。脾胃功能失調常見原因有以下幾種：

積滯：小兒臟腑嬌嫩，飲食又常不知飢飽極易傷於脾胃，造成積滯；先天不足，元氣虛弱。因早產或其他原因使小兒發育不好，致使小兒先天元氣不足，腎氣不充。「腎為先天之本」，先天不能滋生後天，脾胃功能薄弱運化無權；脾虛胃弱。大病或久病以後，長期營養不良，正氣虧乏，或因積滯日久傷於脾胃，失於健運。

如果積滯日久不癒，病情加重，逐漸轉為「疳積」，則會出現面色蒼黃，全身高度消瘦，髮稀枯黃等症狀。

足穴按摩要點

厭食病兒虛證為多，手法點壓時多用輕刺激，主要刺激的穴區為消化系統穴區，胃、十二指腸、小腸、大腸，以及肝和膽囊穴區。此外，可刺激其各淋巴腺的穴區，以增強自身抗病功能。每隻腳刺激十分鐘，所有的穴區給予三十次左右的治療量，每天一次，十次為一療程。

患兒一般前三～四次有痛感，哭泣，第四～五次以後就沒有痛苦表情了。一般多在四～五次以後食慾增加，有些平時不吃的水果也開始吃了。小兒恢復快，不少患兒一個療程治完，一般狀態已明顯改變了。足穴按摩治療過程中不必配合其他藥物治療，但治療期間家長需幫助小兒忌生冷飲食，特別是不要吃那些剛從冰箱裡取出的水果或飲料。待小兒完全恢復正常以後，吃什麼東西都沒有關係。

足穴按摩療法對小兒厭食症有極好的效果。我們曾在一九八六年和一九八八年兩個暑假期間治療了小兒厭食症一百多例，並對其中一〇〇例做了臨床病例觀察。其中年齡最小者為一歲，最大者為十五歲。男女性別發病無差異，每天治療一次，十天為一療程，結果一〇〇%痊癒，其中三一%有免疫力低下的病人，上呼吸道經常反覆感染者，一般都在治療三～四次後，食慾大增，經十次治療之後痊癒。

㈡遺尿症

正常情況下，小兒四歲以上就不再尿床了。膀胱充滿的信號可通過神經反射使睡眠的兒童覺醒。四歲以後的孩子，如睡眠中尿床的可算患了遺尿症。遺尿症的原因有的是因孩子沒有養成良好的生活習慣，或教育不當的原因造成心因性遺尿。有的家長為了給孩子撤掉尿布，常在半夜硬把孩子弄起來，孩子迷迷糊糊的時候硬讓他小便，這樣形成的習慣往往反而使孩子遺尿。對這樣的孩子要從傍晚起限制飲水，凡沒有遺尿的時候就鼓勵和誇獎，要使孩子樹立克服不良習慣的信心。

中醫認為，引起遺尿常見的原因為下元虛冷和脾肺氣虛。腎主閉藏，腎開竅於二陽而司二便。如腎氣不足，下元虛冷，則膀胱不約，不能制約水道而致小便自遺。又「肺為水之源」，肺對通調水道，制約水道都具有重要作用，它具有調節水源攝納與排泄的作用。此外，脾與腎為「先後天」關係，互相滋生，「心藏神」主管寤寐，治療中也應照顧到心肺二臟。

足穴按摩要法

本症絕大多數為虛證，故以補法為主，按摩點壓時以輕緩柔軟手法進行。

基本區：以頭頸、腹腔神經叢爲重點，刺激中樞神經系統以建立反射信號。這和中醫的「心藏神」之說也是一致的。以上穴區要給五十次的治療量。

症狀區：重點為腎、輸尿管、膀胱穴區，這幾個穴區同時又是基本區，為加重其治療量也給予五十次的治療量。

關聯區：消化系統的胃腸，以增加其消化功能，點壓氣管及肺，以調其呼吸系統的平衡，此類穴區可給予每穴二十次的治療量即可。

足穴按摩療法對治療遺尿症有非常好的療效，我們對五十例遺尿症病人進行臨床觀察，其結果為一〇〇％的療效。患者年齡最小的有五～六歲的，也有一些十三～十五歲的，最大年齡者為二十二歲的女性。不少年齡大的遺尿症患者，曾做過藥物和針灸等各種治療。臨床實踐表明，足穴按摩療法對遺尿症的治療優於其他療法。一般病人可在一個療程，十次按摩痊癒，超過十五次按摩的，只是個別的患者。

治療過程中要給病人以精神上的安慰，使病人樹立信心。囑咐在晚上要少喝水，避免過於疲勞。

㈢小兒低燒

這裡所說的低燒，是指發燒時間長，常持續數周數月甚至更長；體溫不太高，多在攝氏三七～三八度之間，患兒全身症狀比較輕微，通常不致臥床；多數病兒經現代科學理化檢查方法，無特殊陽性變化發現，用抗菌素治療無效者。

對此類病兒，醫生常因不能發現臨床及理化檢查陽性徵象而推斷下列因素而引起，病毒感染，體內有一慢性病灶，因自身抗病能力低下，神經系統失衡，解熱中樞不起作用等。

中醫學認為小兒低燒可分為陰虛發熱型：表現為長期低燒，夜熱早涼，盜汗，心煩不眠，口渴尿黃，體質瘦弱。

毒熱不盡型，表現為低熱常發生在高燒之後（即初為高熱，經治療從高熱變為低熱，並久久不退，檢查偶爾能發現扁桃腺或淋巴結腫大。

滯熱型：表現為低燒長久不退，午後較甚，兩頰潮紅，食減腹脹，大便乾，手足心熱，心煩急躁，夜眠不實。

濕熱型：表現為低燒面黃身倦，無口渴，胸悶不飢，便溏，有噁心嘔吐。

足穴按摩治療低燒，無論對成人或小兒都有很好的療效。近幾年來我們曾治療此類病人二十例，一般都在治療第一個療程（十次）之內，體溫恢復正常，兩個療程後一切恢復如常人，追訪過十例兩年內未發現異常。

足穴按摩要點

此類病人以虛證為多故用補法，且應堅持治療，每周不少於三～四次。

基本區：病人治療原則以扶正為主故基本區所有穴位都應重視，反覆按摩每穴不少於五十次的治療量。

症狀區：按其不同症狀給予治療，如無特殊症狀，以諸淋巴穴區為症狀區，不少於三十次的治療量。

關聯區：常為胃、腸、肝、膽各穴區。

典型病例：

患兒趙×、七歲，女性，因低燒半年，經多數醫院檢查治療並住院兩次，均未退燒，體溫於攝氏三七·二～三八度之間，病兒無陽性體徵，體質瘦弱，睡不好，食慾不振。

足穴按摩治療第五次，體溫降至攝氏三六·八℃～三七·四度，第十次體溫正常，堅持治療第二十次痊癒。

十、保健與美容的足穴按摩

㈠足穴按摩與減肥

現代都市生活，人們想吃得更好，生活得更舒適，但不想太胖，這已經成為許多人的共識。肥胖不僅影響女性的體形美，埋沒男子的瀟灑，而且還能威脅生命——大量的脂肪產生大量的膽固醇，其中低密度膽固醇會沉積在血管內壁，侵占血管要道，使心臟得不到足量的血供和氧供……於是「減肥」成為熱門話題，減肥的人與日俱增，減肥方法也變得五花八門。節食，運動，減肥膏，減肥茶，減肥術，減肥腰帶，減肥氣功等等，老式的和新式的「武器」一齊上，全力對付脂肪。減肥首先得搞清楚怎樣才算是肥胖，醫學界認為，成人的身高減去一○五公分，剩下的公分換算為公斤數，為正常體重。如果你超過這個體重的一○%，為輕度肥胖，超過二○%，為中度肥胖，超過四○%為高度肥胖。

目前醫學界認為引發肥胖的原因大致有兩類，一類是病理性致肥，主要是因為內分泌失調，體內脂肪代謝發生障礙，脂肪積而不「化」。第二類是生理性致肥，主要是因為飲食失控，營養攝入失衡，致使體內脂肪過量堆積。生理性肥胖在我國占大多數。專家們普遍認為，對付這種肥胖的法寶，還是控制飲食，適當鍛鍊。控制飲食，主要是控制澱粉和脂肪等高能量食物攝入（早、中餐可占全天食量的八○%，晚餐要少食，因為晚間能量消耗少）。多食含維生素高的食品。因其參與體內脂肪轉化為能量的過程，如果體內缺乏所需的維生素，脂肪就不會轉化為能量，而蓄積起來。此外，適當的運動鍛鍊也很重要。那些減肥藥、減肥茶，雖然能暫時「消除」一些多餘的脂肪，但致肥的根本原因沒有解決，因飲食失控和缺少運動而蓄積在體內的能量，還在不斷地合成脂肪。有的減肥藥還有緩瀉劑，其作用就是把你吃進去的東西不及消化吸收就排泄出去。還有些肥胖者熱衷於減肥手術，將多餘的脂肪切除或用負壓吸頭吸掉。這種方法雖能「立竿見影」，但仍然是治標不治本。

病理性肥胖主要是因為內分泌失調引起的，而足穴按摩能調節內分泌功能，包括調節體內脂肪代謝的功能，故在減肥的效果。用足穴按摩減肥，不但不會產生副作用，而且還是治本的方法。應用足穴按摩減肥者一定要堅持每天做一次，每次半小時。一個月以後體重就能減到正常水平。在飲食上只要注意，餓了再吃，不餓不吃即可。

足穴按摩要點

按摩基本反射區。

重點是內分泌系統各個穴區：甲狀腺，垂體，胰腺，生殖系統的內分泌腺，腎上腺。

關聯區：按摩結腸，直腸肛門以治療便秘。再次加重對腎，輸尿管，膀胱以增強體液循環的功能——利尿。有些肥胖者由於代謝功能不好，本身就有可凹性水腫，利尿消腫也是對肥胖的對症治療。

典型病例：

王某、女性、三十八歲，幹部，身高一・五六公尺，體重七十公斤。有身體乏力、心悸、失眠、月經不規則等症狀，查體有下肢可凹性水腫。經一療程十次足穴按摩治療後，自己又堅持自我按摩一個月，體重減至五十八公斤，主要症狀消失。王某每天都能堅持做自我按摩，一年後隨訪療效鞏固。

㈡蝴蝶斑的足穴按摩治療

愛美之心人皆有之，美，重要的是自然美和健康的美。身體有病的人不但面色無華，瘦弱憔悴，而且因不同的疾病產生不同的病容。肝病面色黃，腎病面色腫，心臟病因缺氧而面色青紫，貧血面色蒼白等等。此外失眠、憂鬱、營養不良、內分泌紊亂、月經失調等也都會引起病容。病容無論用什麼化妝品、美容術都不能掩飾的，何況人的美還包括氣質和精神。打不起精神來，沒有樂觀的心緒也是美不起來的。對此類患者，首先是治病，病癒了，健康的美也就油然而生。

很多人問，足穴按摩能否美容，我們的答案是能，也不能。說其能是因為足穴按摩能治療諸如失眠多夢、神經憂鬱、消化功能紊亂，月經不調，內分泌紊亂等多種可以造成病容的疾病。如我們曾治療過一位三十三歲未婚的女性中學教師。王某因患神經衰弱五年多，嚴重失眠，服各種安寧劑均無效，且月經不調，有時一兩個月不來潮，有時則一個月來兩次，不思飲食，精神萎靡，面色憔悴，看來像四十多歲的人。來診時已半年病休，生活需母親照料。我們以足穴按摩法隔日一次門診治療，其它時間自已按摩。

經一個多月的治療，症狀逐漸消失，恢復正常工作，。三個月後，面色華潤光澤，精神煥發，人也長胖了許多，與其初診時，判若兩人。

說足穴按摩不能美容，是因為它不能治療如扁平疣、雀斑等，也不能改變五官的實質性缺陷。

足穴按摩對治療蝴蝶斑有其很好的效果。蝴蝶斑，醫學上稱黃褐斑。是一種常見的皮膚病，患者面部發生對稱性褐色斑片。這種病的發生，以女性為多些，女性中又以孕婦和口服避孕藥的婦女為多些。但是，其他婦女和男子也會發生，一是有某些慢性病，如肝病、結核病、慢性盆腔炎、痛經、貧血、內分泌紊亂者；二是經常外出活動或長期在室外工作，因風吹日晒所致；三是性格內向的人，心情鬱悶，肝淤氣滯，日久也會發生此斑。

也有些學者認為此種皮膚病是由於雌性激素和黃體酮分泌不正常，使色素沉著發生。而日光曝晒可能是一種促發因素，因而此斑多發生在夏季或在夏季時顏色加重。中醫則認為是腎虛，因氣血不調所致。

兩年來我們治療過數十例黃褐斑的病人，都取得了良好的效果。一般需做二十至三十次的按摩。如果因條件不允許患者連續來診，可在開始一週由醫生做手法按摩，然後自我按摩每日一次，此後每週再由醫生做一兩次即可。

足穴按摩要點

按摩基本區。

對各種內分泌腺穴區進行按摩，特別是生殖腺、卵巢、子宮和盆腔穴區。

如果有消化系統症狀應對胃、十二指腸進行按摩，有神經系統症狀者，加重對頭頸、腹腔神經叢、腎、輸尿管按摩治療。

㈢抗衰老

無論是哪個國家，不管是男是女，所有的人都希望自己永遠年輕或盡量減慢衰老的進程，抗衰老的問題是當代人們重要的追求。不少的人來諮詢、求治於足穴按摩法。由於足穴按摩能對人體主要功能進行調節，因此，可以說足穴按摩對抗衰老是有一定意義的。

足穴按摩要點

首先要充分刺激內分泌系統諸穴區：垂體、腎上腺、甲狀腺、副甲狀腺、胰腺，特別是生殖腺的穴區。此外，腹腔神經叢、腎和淋巴腺各穴區也有一定意義。

要在腳上檢查尋找是否有陽性體徵的其他穴區，如發現有異常壓痛或肌肉緊張發硬的地方，都應按關聯區給予適當的按摩。

刺激肝臟穴區也很重要，按中醫的理論，認為肝和腎在維持人體生命功能上有同等重要的作用。如果肝臟功能衰竭，就會失去耐性，情緒波動。平時還要旋轉腳趾，因為人體很多經絡是通聯腳趾的，旋轉腳趾等於刺激了這些經絡，有助於抗衰老。抗衰老的養生保健應長期堅持才能有效。

㈣增強對緊張狀態的適應能力

長期慢性的緊張狀態和突然發生的緊張狀態，都會給神經系統和整個機體造成疾病。因此對緊張狀態不能用消極逃避的方法去對待，而應運用足穴按摩使機體增強對緊張狀態的適應力。

足穴按摩要點

腎上腺有主管身體適應能力的功能，當身體處於緊張狀態時，腎上腺就增加激素的分泌，使身體於應激狀態。但長時期處於緊張狀態，腎上腺會疲憊下來，而使健康受到損害。因此應以腎上腺為治療重點，同時對腎穴區也應給予適當治療量的刺激。中醫學對腎是相當重視的，認為腎是生命的源泉。而實際上對腎、腎上腺、輸尿管、膀胱這些穴區的手法刺激，確實有調節神經——體液調節機制。

胃和十二指腸，對緊張狀態是非常敏感的，應給於適應治療量的手法刺激。對肩部、頸部僵硬的人，應刺激其頸肩和上肢帶穴區。此類人還常有失眠、頭痛等症狀，應注意刺激其腹腔神經叢穴區。

㈤恢復疲勞

疲勞是當今高速度、快節奏時代的社會文明病，越來越被人們所重視。國外對疲勞的定義是：器官或機體的過度運轉導致人體機能衰退和周身不適的感覺。由於疲勞者日益增多，因而戰勝疲勞已經成為人們養生保健的重要問題之一。

疲勞一般可分以下幾種：①體力疲勞。由於體力活動所帶來的身體疲勞，只要不超過身體疲勞的極限，對人體無害。②精神疲勞。由於長時間的腦力勞動所帶來的精神疲勞，常會引起全身無力、頭暈、頭痛，思維遲鈍，注意力不集中，情緒不穩定等症狀。精神疲勞如不能得到及時恢復，對健康是很不利的。③心理疲勞。主要是精神過度緊張等原因造成的，如對自己所處的環境不適應，長期存在著不滿情緒，與周圍的人在思想上有矛盾等。這些因素作用的時間越長，造成的心理疲勞越重，對健康的影響就越大。④病理性疲勞。如病後初癒或疾病的早期。

對於急性疲勞經過休息、睡眠、營養的補充後，可以完全恢復。持續的慢性疲勞對健康有明顯的損害，不僅會影響機體組織器官的功能紊亂，還可以伴有組織器官的形態改變而成為病態。避免慢性疲勞，預防積勞成疾對中老年人尤其重要，因為中老年人容易疲勞，而恢復又比較緩慢。中國古代醫學家孫思邈認為養生之道「常欲小勞，但莫大疲及強所不能堪耳」。因此必須注意起居有節，勞逸結合，飲食適度，心緒舒暢才能保持健康長壽。

對慢性疲勞除自我注意積極休息和調劑生活中不平衡狀態外，也可以足穴自我按摩法作為恢復疲勞的手段。足穴自我保健按摩不僅能使肌肉關節恢復疲勞，還能使機體神經系統興奮抑制過程得以平衡、神經體液循環得到調節，而且可使末梢血液循環得到改善。

足穴按摩要點

首先按摩基本反射區：頭、頸、垂體、腹腔神經叢、胃、腎上腺、輸尿管、膀胱。其目的是提高神經系統的興奮抑制平衡過程及神經——體液調節，提高睡眠質量，增強新陳代謝過程的活力。

按摩肩、背、上肢帶及上下肢關節的穴區可以加快疲勞的恢復。關聯區可按摩胃、十二指腸、大小腸消化系統諸穴區，以增加食慾和營養食物質的吸收。

十一、自我保健按摩

自我保健按摩既可自己做，也可以由家人做。特別是那些年老體衰不能自理的病人，由家人代為按摩，或夫妻互相治療，子女、侍者為之按摩都是可以的。其次，足穴按摩法作為一種信息刺激療法，堅持經常性的刺激比間斷刺激效果要好很多。因此，在配合醫生按摩治療的同時，每天堅持自我保健按摩二十至三十分鐘，療效一定會更好。

㈠起式

自我按摩者採取坐式，坐在沙發上或椅子上都可以。先將左腳放在右膝上，腳心向上，用右手按摩。操作時先將手掌平放在足底上，以大小魚際著力，從上向下搓足底三十六次。此法又稱乾洗腳，如搓三十六次足底尚無發熱感覺，為用力不夠，加力繼續搓，直至搓熱為止。

㈡按摩基本反射區

用拇指尋找基本反射區的各穴區，從頭穴開始，然後在頸、垂體、腹腔神經叢、腎上腺、腎、輸尿管、膀胱八個穴區進行壓、揉，每個穴做五十次。

㈢按摩症狀區

做完基本反射區以後，根據自己主要症狀尋找症狀區，按摩三十～五十次。

㈣按摩關聯區

做完基本區和症狀區後，以手拇指腹去尋找關聯區，從頭頸部起，按呼吸系統，消化系統、泌尿系統，循環系統，內分泌系統，淋巴系統的各穴排列順予尋找，在哪個穴區發現有異常的壓痛，哪個穴區就是你的關聯穴區。然後在確定的關聯穴區進行按摩，每個穴二十～三十次。

㈤收式

左腳做完後再做右腳，右腳放在左膝上，依照上述方法在右腳上做一遍。

做完基本區、症狀區、關聯區後開始做收式。收式先從右腳開始，用右手除拇指外的四個手指握住右腳五趾的基底部，同時以左手的拇指和食指捏住內外踝下的凹陷部，以腳踝為軸，按順時針方向及逆時針方向各旋轉十八次。

右腳做完後，依上述方法換左腳做一遍，收式即告完成。起式的目的是以乾洗腳的方式將兩腳搓熱，收式的目的是旋轉腳踝保持其靈活性。

如為他人做按摩，可採用臥式。請被按摩者舒適平臥床上，將足放置床邊以外，照上述方法按摩即可。也可以採取坐式，被按摩者和術者各坐在一張椅子上，被按摩者的腳放在術者的膝上，照上述方法操作即可。

如果自我保健者沒有什麼明顯疾病，只為了增強體力，預防疾病，那麼就可以先做基本區，然後再做淋巴系統反射區的各個穴位和內分泌反射區各個穴區就可以了。根據我們多年實踐，將自我按摩程序創編成四句口訣，使操作程序簡單易學，便於記憶。

定區尋穴、基症關。

壓揉搓叩、五二三。

虛實補瀉、分輕重。

持之以恒，定延年。

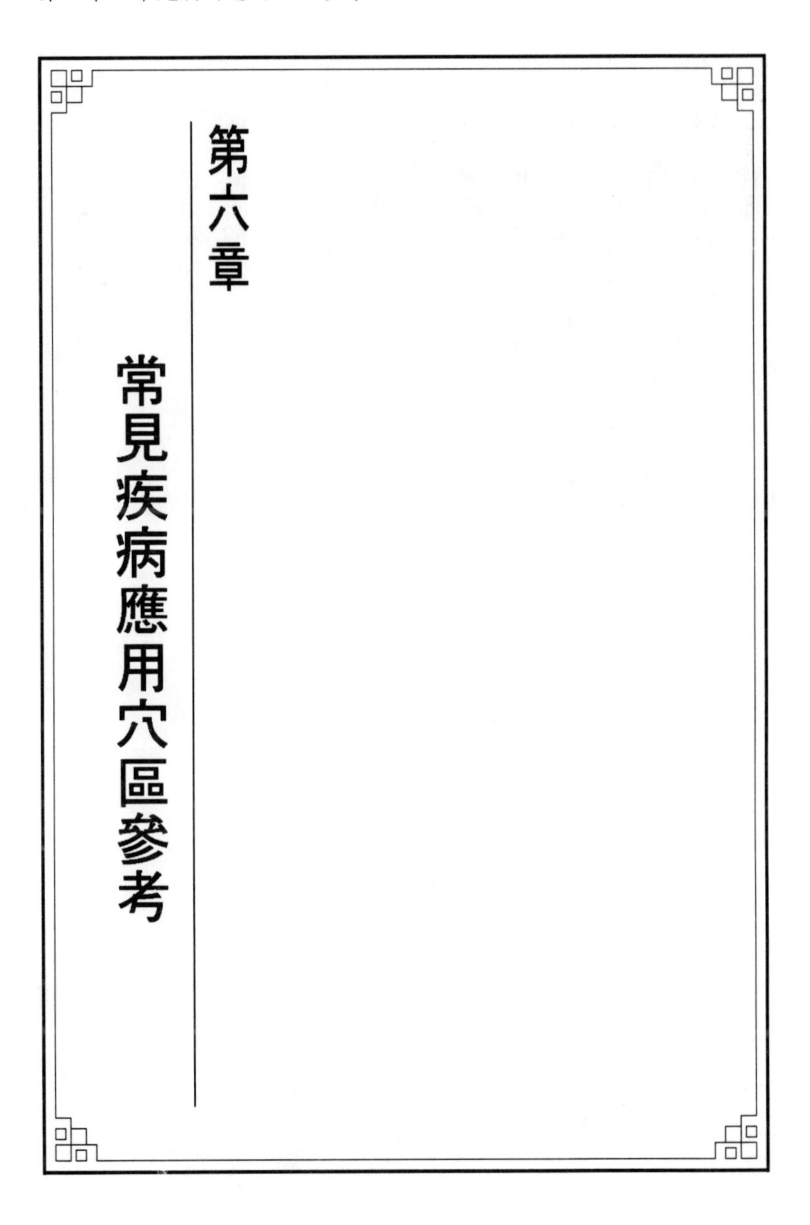

第六章 常見疾病應用穴區參考

一、疼痛性疾病

1. 頭痛和偏頭痛

症狀區：頭、乳突、頸、頸椎穴區。

關聯區：上肢帶、腹腔神經叢、小腸、大腸、胃、肝臟、膽、脊椎、泌尿生殖系統穴區、病灶感染部位穴區、上部淋巴穴區。

2. 牙痛

作為應急治療措施，對患者對症的穴區，用鎮痛手法治療，止痛後請牙科醫生徹底治療。

3. 胃痛

症狀區：胃賁門、幽門、十二指腸穴區。

關聯區：腹腔神經叢、脊椎中段、小腸、大腸、膽囊、胰腺、內分泌諸穴區。

4. 坐骨神經痛、腰痛

症狀區：脊椎下部、盆腔部穴區。

關聯區：腎、肝臟、腸、累及腿部手足相關穴區、腹腔神經叢、腹股溝淋巴腺穴區。

5. 背痛

症狀區：肩胛部、上肢帶、骨盆帶穴區。
關聯區：胃、膽囊、肝、肺、支氣管、上部淋巴腺、小腸等穴區。

二、感染性疾病

1. 耳部感染

症狀區：耳、頸部淋巴腺穴區。
關聯區：牙、上部淋巴腺、腹腔神經叢、脾臟、盲腸、胃、小腸穴區。

2. 鼻竇炎

症狀區：額竇、上頜竇、頸部淋巴腺。
關聯區：頭、上肢帶、支氣管、脾臟、小腸、大腸、肝臟、胰腺、膀胱、生殖系統穴區。

3. 感冒

症狀區：鼻、眼、耳、頭部、上部淋巴腺。
關聯區：上肢帶、胃、小腸、大腸、扁桃腺、支氣管、肺穴區。

4. 扁桃腺炎及手術後瘢痕的治療

症狀區：扁桃腺、頸部淋巴腺。
關聯區：各淋巴腺穴區、頭部、脾臟、頸椎、上肢帶、胃、腸、肝臟穴區。

5. **咽喉炎**
症狀區：咽喉、扁桃腺、上部淋巴腺。
關聯區：頭、頸、上肢帶、胃、小腸、大腸、膽、肝等穴區。

三、呼吸系統常見疾病

1. **支氣管哮喘**
症狀區：咽喉、支氣管、氣管、肺、腎上腺、上部淋巴腺穴區。
關聯區：頭、頸、上肢帶、胃、小腸、大腸、脾臟、心臟、脊椎穴區。哮喘發作時抓住第二、第三趾間，用力按摩橫膈膜穴區。

2. **支氣管炎和支氣管擴張**
症狀區：咽喉、支氣管、肺、上部淋巴腺。
關聯區：小腸、迴盲部、大腸、膽囊、上肢帶、脾臟、生殖器、膀胱、心臟穴區。

3. **肺炎**（可在應用藥物的同時輔助治療）

症狀區：支氣管、肺、上部淋巴腺。

關聯區：腎上腺、甲狀腺、副甲狀腺、上肢帶、胃、小腸、迴盲部、膽囊、肝臟、脾臟全身各淋巴腺的穴區。

4. 聲音嘶啞

症狀區：咽、喉、上部淋巴腺、扁桃腺。

關聯區：胃、小腸、膽囊、上肢帶、脾臟、甲狀腺、副甲狀腺穴區。

四、消化系統常見疾病

1. 食慾不振（小兒厭食症）

症狀區：胃、十二指腸、大腸、小腸。

關聯區：上部淋巴腺各穴區、腹腔神經叢、膽、肝臟、脾臟、胰腺、上肢帶穴區。

2. 膽囊炎

症狀區：膽囊（足掌和足背部）、肝臟、胃、十二指腸。

關聯區：右側上肢帶、腹腔神經叢、小腸、大腸、胰腺、胸椎、絞痛時用鎮痛手法按摩橫膈膜穴區，注意飲食，對脂肪特別是油炸食品要特別注意。

3. 便秘（痙攣性、弛緩性）

症狀區：大腸（尤其是乙狀結腸、直腸、肛門），足底部的膽囊區、小腸。

關聯區：骨盆部位的淋巴結、脊椎下部、腹腔神經叢、胃、胰腺及內分泌腺諸穴區。

4. 腹瀉：

症狀區：小腸、幽門、迴盲部穴區。

關聯區：腹腔神經座，足底部的膽囊區、大腸、胃、胰腺、脊椎中部穴區，內分泌腺諸區。

5. 胃炎

症狀區：胃、賁門、幽門穴區。

關聯區：腹腔神經叢、脊椎中部、十二指腸、小腸、大腸、膽囊、胰腺穴區。

6. 橫膈膜

橫膈膜穴區很重要，很多病都要按摩橫膈膜反射區，當此穴區有壓痛時，更要對此穴區進行按摩。方法是患者呼氣和吸氣之間加力按摩，吸氣時兩手柔和地加壓，讓足朝頭部彎曲，呼氣時反之，讓腳恢復原位，並撤去壓力。

7. 胃腸脹氣

胃下部和下腹部，除按胃腸疾病按摩治療外，重點要對迴盲部作強化地反覆按摩，並加強對脊椎中下部按摩。胃上部和上腹部，重點加強對胃、十二指腸穴區按摩，加強對脊椎上中部的按摩。

五、循環系統和血管疾病

1. 心臟病和循環系統障礙

無論病變應激反應產生的還是臟器本身的原因，治療都相同，而且對預防心肌梗塞或心肌梗塞後的恢復期都有作用。

症狀區：心臟、左上肢帶、右肩關節、胸骨穴區（若有心絞痛症狀，除內科治療外可輔助輕柔的足穴上述穴區按摩）。

關聯區：橫膈膜、上部淋巴結、腳底部膽囊穴、胃、小腸、大腸、頸椎、脾臟、腹腔神經叢穴區。

2. 高血壓及低血壓

症狀區：頭、頸、心臟、腹腔神經叢。

關聯區：上肢帶、腎臟、生殖系統穴區、脊椎、消化系統穴區、內分泌系統各穴區。

3. 中風

症狀區：有關頭部的穴區、腹腔神經叢。
關聯區：腎臟、心臟、生殖器、頸椎、頸部穴區、小腸、大腸、直腸、胃、膽囊、肝臟、內分泌系統諸穴區。

4. 末梢血管障礙

症狀區：盆腔及上肢帶的淋巴腺、脊椎區。
關聯區：膽囊、小腸、大腸、腹腔神經叢、內分泌系統諸穴區（不要忘記胰腺穴區）。

5. 靜脈瘤、靜脈炎

症狀區：骨盆部位的淋巴腺穴區、肝臟穴區。
關聯區：小腸、大腸、直腸、肛門、心臟、脾臟、橫膈膜、脊椎穴區。
瘢痕：治療瘢痕時，應按摩與瘢痕組織相關聯的穴區。
根據手足相關法，上肢末梢按摩下肢末梢，下肢末梢按摩上肢末梢。

六、泌尿及生殖系統疾病

1. 腎臟炎

症狀區：腎臟、輸尿管、膀胱穴區。

關聯區：脊椎下部、盆腔及腹股溝的淋巴腺穴區、脾臟、心臟、消化系統，內分泌系統諸穴區、眼、病灶感染部位對應穴區。

2. 泌尿道感染

症狀區：輸尿管、膀胱、腎臟。

關聯區：骨盆部及腹股溝淋巴腺穴區、直腸、肛門、內分泌系統諸穴區，生殖器穴區、下部脊椎、腹腔神經叢穴區。

3. 遺尿症

症狀區：輸尿管、膀胱、腎臟、頭、頸、腦下垂體、腹腔神經叢穴區。

關聯區：骨盆部及腹股溝淋巴腺穴區、脊椎下部、內分泌諸穴區。

4. 隱睪（足穴按摩可作為手術後輔助治療）

症狀區：腹腹溝管（特別是腳內側）、盆腔部淋巴腺穴區、生殖系統穴區。

關聯區：脊椎下部、膀胱、內分泌諸穴區、特別是垂體穴區。

5. 月經障礙

症狀區：盆腔部位淋巴腺、生殖系統、輸卵管穴區。

關聯區：內分泌系統穴區（特別是垂體、甲狀腺穴區）、脊椎下部、腹腔神經叢、盆腔、大腿部反射區。

6. **前列腺障礙（及手術後的治療）**

症狀區：生殖系統、盆腔部淋巴腺穴區。

關聯區：內分泌系統諸穴區、泌尿系統穴區、脊椎下部、腹腔神經叢、腹股溝管部穴區。

7. **盆腔及附件炎**

症狀區：盆腔部、子宮、卵巢穴區。

關聯區：盆腔部及腹股溝淋巴腺穴區、垂體、甲狀腺、副甲狀腺、腹腔神經叢穴區。

七、內分泌系統及代謝疾病

1. **甲狀腺疾病**

症狀區：甲狀腺、頸部穴區。

關聯區：內分泌系統各穴區（女性要特別注意卵巢穴區）、上肢帶、頸椎、腹腔神經叢、心臟、淋巴腺諸穴區（對甲亢的治療要輕柔）。

2. **肥胖症**

症狀區：甲狀腺、副甲狀腺、垂體。

關聯區：內分泌系統其他穴區、腹腔神經叢、胃、小腸、大腸、肛門、直腸、腎臟、脾臟、淋巴腺各穴區。

3. **糖尿病**

對糖尿病的治療應在飲食控制和藥物療法的基礎上進行，如已用胰島素的病人，在血糖定量和尿糖定性的檢查指標接近正常時，可逐步減少藥量，不要突然停藥。足穴療法作為輔助療法有積極的意義，但一定要長期堅持。

症狀區：胰腺穴區。

關聯區：腹腔神經叢、內分泌腺各穴區、胃、小腸、大腸、膽囊、脾臟等穴區。

4. **胰腺炎**

症狀區：胰腺穴區、淋巴腺各穴區。

關聯區：胃、十二指腸、膽囊、肝臟、脾臟、內分泌腺各穴區。

八、神經系統常見病

1. **中風**

症狀區：有關頭部的各穴區、腹腔神經叢。

關聯區：腎臟、心臟、生殖器、小腸、大腸、頸部及頸椎穴區、脾臟、淋巴腺各穴區、內分泌腺各穴區。

2. 腦震盪

症狀區：有關頭部的所有穴區（有特別是頭的後部）、頸部及頸椎穴區。

關聯區：腹腔神經叢、心臟、上部淋巴腺、脊椎下部、胃穴區。

3. 癲癇或類似症狀

症狀區：頭部、腹腔神經叢、內分泌腺各穴區、上部淋巴腺穴區。

關聯區：脊椎（上、中、下部）、膽囊、小腸、大腸、脾臟穴區。

4. 失眠

症狀區：腹腔神經叢穴區。

關聯區：內分泌腺各穴區、心臟、脊椎、上肢帶、頸部、膽囊、大腸、小腸、直腸、肛門、淋巴腺各穴區。

5. 焦慮和不安

症狀區：頭部、腹腔神經叢。

關聯區：內分泌腺各穴區、淋巴腺各穴區、胃、小腸、大腸、膽囊、肝臟、脾臟。

九、運動系統常見病

1. 腕損傷

症狀區：頸椎、上肢帶、肩關節、上臂、肘和損傷部位相對應的穴區。
關聯區：踝部及踝關節穴區。

2. 關節炎

症狀區：累及的有關關節穴區、脊椎各部。
關聯區：腎、腎上腺、腹腔神經叢、胃、小腸、大腸、膽囊、淋巴腺各部穴區、脾臟、上額竇、副鼻竇、扁桃腺穴區。

3. 頸部症候群

症狀區：頸椎、頸部、頭部各部位。
關聯區：肩部、上肢帶、脊椎下部特別是尾骨穴區、腹腔神經叢穴區。

4. 關節障礙

治療關節障礙時，按摩所累及的關節的對應部位穴區，比按摩症狀區和關聯區更重要，並可加用手足相關法。例如，肩關節和踝關節有障礙時，應按摩對側的相關部位和髖關節及腕關節，對膝關節障礙要治療肘關節和對側的膝關節；手關節障礙，要治療腳的相應關節及對側的手關節。即某一關節有障礙時，要治療身體對側的關節，並加用手足相關法。

5. 軟骨損傷

作為手術後的治療，按摩膝關節、脊椎上、中、下各部，髖關節、盆腔的淋巴結穴區。如膝關節損傷，就治療健側對應的部位和肘關節。

6. 骨折（整復固定後）

症狀區：骨折部位的穴區。

關聯區：淋巴腺各部穴區、脾臟、內分泌腺各穴區。對四肢骨折重點按摩和患處相對應的關聯部位穴區。

7. 風濕病

症狀區：疼痛的所有關節、肌肉組織的穴區。

關聯區：肝臟、小腸、大腸、淋巴腺各部位的穴區、脊椎、腹腔神經叢、腎臟、腎上腺、脾臟、病灶感染部位穴區、扁桃腺穴區。

8. 腰痛（腰椎病）

症狀區：脊椎下部（腰椎、骶骨、尾骨）、盆腔部。

關聯區：腎臟、肝臟、腸、腹腔神經叢、盆腔部及腹股溝部位淋巴腺穴區、內分泌腺各穴區、生殖器穴區。

十、皮膚及過敏性疾病

1. 過敏性皮膚病及濕疹

症狀區：內分泌各穴區、淋巴腺各穴區。

關聯區：膽囊、小腸、大腸、腎臟、腹腔神經叢、病灶感染處穴區（注意勿食易引起過敏的食品）。

2. 痤瘡、粉刺

症狀區：腎上腺、睪丸或卵巢穴區、副甲狀腺、垂體穴區。

關聯區：腎、輸尿管、膀胱、淋巴腺各穴區、膽囊、肝臟、脾臟穴區。

3. 黃褐斑：

症狀區：腎上腺、卵巢、垂體穴區。

關聯區：腎臟、輸尿管、膀胱、脾臟、小腸、大腸、膽囊、淋巴腺各穴區、內分泌腺其他穴區。

4. 牛皮癬

症狀區：腎上腺、腎、輸尿管、腹腔神經叢。
關聯區：淋巴腺各穴區、脾臟、肝臟、膽囊、小腸、大腸、內分泌各穴區。

5. 過敏性鼻炎（花粉症）
症狀區：鼻腔、咽喉、額竇穴區。
關聯區：上部淋巴腺穴區、肝臟、小腸（迴盲部）、大腸、內分泌各穴區（特別是腎上腺、垂體）、腎、輸尿管、膀胱、脾臟穴區。

6. 下肢無痛性潰瘍
症狀區：盆腔部淋巴腺穴區。
關聯區：肝臟、小腸、大腸、直腸、肛門、泌尿系各穴區、內分泌腺各穴區、脾臟、膽囊、肝臟穴區。

大展出版社有限公司　圖書日錄

地址：台北市北投區11204
致遠一路二段12巷1號
郵撥： 0166955～1
電話：(02) 8236031
8236033
傳眞：(02) 8272069

・法律專欄連載・電腦編號 58

台大法學院 法律學系／策劃
法律服務社／編著

①別讓您的權利睡著了[1]	200元
②別讓您的權利睡著了[2]	200元

・秘傳占卜系列・電腦編號 14

①手相術	淺野八郎著	150元
②人相術	淺野八郎著	150元
③西洋占星術	淺野八郎著	150元
④中國神奇占卜	淺野八郎著	150元
⑤夢判斷	淺野八郎著	150元
⑥前世、來世占卜	淺野八郎著	150元
⑦法國式血型學	淺野八郎著	150元
⑧靈感、符咒學	淺野八郎著	150元
⑨紙牌占卜學	淺野八郎著	150元
⑩ＥＳＰ超能力占卜	淺野八郎著	150元
⑪猶太數的秘術	淺野八郎著	150元
⑫新心理測驗	淺野八郎著	160元
⑬塔羅牌預言秘法	淺野八郎著	元

・趣味心理講座・電腦編號 15

①性格測驗１	探索男與女	淺野八郎著	140元
②性格測驗２	透視人心奧秘	淺野八郎著	140元
③性格測驗３	發現陌生的自己	淺野八郎著	140元
④性格測驗４	發現你的真面目	淺野八郎著	140元
⑤性格測驗５	讓你們吃驚	淺野八郎著	140元
⑥性格測驗６	洞穿心理盲點	淺野八郎著	140元
⑦性格測驗７	探索對方心理	淺野八郎著	140元
⑧性格測驗８	由吃認識自己	淺野八郎著	140元

⑨性格測驗９	戀愛知多少	淺野八郎著	160元
⑩性格測驗10	由裝扮瞭解人心	淺野八郎著	140元
⑪性格測驗11	敲開內心玄機	淺野八郎著	140元
⑫性格測驗12	透視你的未來	淺野八郎著	140元
⑬血型與你的一生		淺野八郎著	160元
⑭趣味推理遊戲		淺野八郎著	160元
⑮行爲語言解析		淺野八郎著	160元

•婦 幼 天 地• 電腦編號16

①八萬人減肥成果	黃靜香譯	180元
②三分鐘減肥體操	楊鴻儒譯	150元
③窈窕淑女美髮秘訣	柯素娥譯	130元
④使妳更迷人	成　玉譯	130元
⑤女性的更年期	官舒妍編譯	160元
⑥胎內育兒法	李玉瓊編譯	150元
⑦早產兒袋鼠式護理	唐岱蘭譯	200元
⑧初次懷孕與生產	婦幼天地編譯組	180元
⑨初次育兒12個月	婦幼天地編譯組	180元
⑩斷乳食與幼兒食	婦幼天地編譯組	180元
⑪培養幼兒能力與性向	婦幼天地編譯組	180元
⑫培養幼兒創造力的玩具與遊戲	婦幼天地編譯組	180元
⑬幼兒的症狀與疾病	婦幼天地編譯組	180元
⑭腿部苗條健美法	婦幼天地編譯組	180元
⑮女性腰痛別忽視	婦幼天地編譯組	150元
⑯舒展身心體操術	李玉瓊編譯	130元
⑰三分鐘臉部體操	趙薇妮著	160元
⑱生動的笑容表情術	趙薇妮著	160元
⑲心曠神怡減肥法	川津祐介著	130元
⑳內衣使妳更美麗	陳玄茹譯	130元
㉑瑜伽美姿美容	黃靜香編著	150元
㉒高雅女性裝扮學	陳珮玲譯	180元
㉓蠶糞肌膚美顏法	坂梨秀子著	160元
㉔認識妳的身體	李玉瓊譯	160元
㉕產後恢復苗條體態	居理安•芙萊喬著	200元
㉖正確護髮美容法	山崎伊久江著	180元
㉗安琪拉美姿養生學	安琪拉蘭斯博瑞著	180元
㉘女體性醫學剖析	增田豐著	220元
㉙懷孕與生產剖析	岡部綾子著	180元
㉚斷奶後的健康育兒	東城百合子著	220元
㉛引出孩子幹勁的責罵藝術	多湖輝著	170元

㉜培養孩子獨立的藝術	多湖輝著	170元
㉝子宮肌瘤與卵巢囊腫	陳秀琳編著	180元
㉞下半身減肥法	納他夏・史達賓著	180元
㉟女性自然美容法	吳雅菁編著	180元
㊱再也不發胖	池園悅太郎著	170元
㊲生男生女控制術	中垣勝裕著	220元
㊳使妳的肌膚更亮麗	楊　皓編著	170元
㊴臉部輪廓變美	芝崎義夫著	180元
㊵斑點、皺紋自己治療	高須克彌著	180元
㊶面皰自己治療	伊藤雄康著	180元
㊷隨心所欲瘦身冥想法	原久子著	180元
㊸胎兒革命	鈴木丈織著	元

・青春天地・電腦編號17

①A血型與星座	柯素娥編譯	120元
②B血型與星座	柯素娥編譯	120元
③O血型與星座	柯素娥編譯	120元
④AB血型與星座	柯素娥編譯	120元
⑤青春期性教室	呂貴嵐編譯	130元
⑥事半功倍讀書法	王毅希編譯	150元
⑦難解數學破題	宋釗宜編譯	130元
⑧速算解題技巧	宋釗宜編譯	130元
⑨小論文寫作秘訣	林顯茂編譯	120元
⑪中學生野外遊戲	熊谷康編著	120元
⑫恐怖極短篇	柯素娥編譯	130元
⑬恐怖夜話	小毛驢編譯	130元
⑭恐怖幽默短篇	小毛驢編譯	120元
⑮黑色幽默短篇	小毛驢編譯	120元
⑯靈異怪談	小毛驢編譯	130元
⑰錯覺遊戲	小毛驢編譯	130元
⑱整人遊戲	小毛驢編著	150元
⑲有趣的超常識	柯素娥編譯	130元
⑳哦！原來如此	林慶旺編譯	130元
㉑趣味競賽100種	劉名揚編譯	120元
㉒數學謎題入門	宋釗宜編譯	150元
㉓數學謎題解析	宋釗宜編譯	150元
㉔透視男女心理	林慶旺編譯	120元
㉕少女情懷的自白	李桂蘭編譯	120元
㉖由兄弟姊妹看命運	李玉瓊編譯	130元
㉗趣味的科學魔術	林慶旺編譯	150元

㉘趣味的心理實驗室	李燕玲編譯	150元
㉙愛與性心理測驗	小毛驢編譯	130元
㉚刑案推理解謎	小毛驢編譯	130元
㉛偵探常識推理	小毛驢編譯	130元
㉜偵探常識解謎	小毛驢編譯	130元
㉝偵探推理遊戲	小毛驢編譯	130元
㉞趣味的超魔術	廖玉山編著	150元
㉟趣味的珍奇發明	柯素娥編著	150元
㊱登山用具與技巧	陳瑞菊編著	150元

・健 康 天 地・電腦編號18

①壓力的預防與治療	柯素娥編譯	130元
②超科學氣的魔力	柯素娥編譯	130元
③尿療法治病的神奇	中尾良一著	130元
④鐵證如山的尿療法奇蹟	廖玉山譯	120元
⑤一日斷食健康法	葉慈容編譯	150元
⑥胃部強健法	陳炳崑譯	120元
⑦癌症早期檢查法	廖松濤譯	160元
⑧老人痴呆症防止法	柯素娥編譯	130元
⑨松葉汁健康飲料	陳麗芬編譯	130元
⑩揉肚臍健康法	永井秋夫著	150元
⑪過勞死、猝死的預防	卓秀貞編譯	130元
⑫高血壓治療與飲食	藤山順豐著	150元
⑬老人看護指南	柯素娥編譯	150元
⑭美容外科淺談	楊啟宏著	150元
⑮美容外科新境界	楊啟宏著	150元
⑯鹽是天然的醫生	西英司郎著	140元
⑰年輕十歲不是夢	梁瑞麟譯	200元
⑱茶料理治百病	桑野和民著	180元
⑲綠茶治病寶典	桑野和民著	150元
⑳杜仲茶養顏減肥法	西田博著	150元
㉑蜂膠驚人療效	瀨長良三郎著	150元
㉒蜂膠治百病	瀨長良三郎著	180元
㉓醫藥與生活	鄭炳全著	180元
㉔鈣長生寶典	落合敏著	180元
㉕大蒜長生寶典	木下繁太郎著	160元
㉖居家自我健康檢查	石川恭三著	160元
㉗永恒的健康人生	李秀鈴譯	200元
㉘大豆卵磷脂長生寶典	劉雪卿譯	150元
㉙芳香療法	梁艾琳譯	160元

㉚醋長生寶典	柯素娥譯	180元
㉛從星座透視健康	席拉・吉蒂斯著	180元
㉜愉悅自在保健學	野本二士夫著	160元
㉝裸睡健康法	丸山淳士等著	160元
㉞糖尿病預防與治療	藤田順豐著	180元
㉟維他命長生寶典	菅原明子著	180元
㊱維他命C新效果	鐘文訓編	150元
㊲手、腳病理按摩	堤芳朗著	160元
㊳AIDS瞭解與預防	彼得塔歇爾著	180元
㊴甲殼質殼聚糖健康法	沈永嘉譯	160元
㊵神經痛預防與治療	木下眞男著	160元
㊶室內身體鍛鍊法	陳炳崑編著	160元
㊷吃出健康藥膳	劉大器編著	180元
㊸自我指壓術	蘇燕謀編著	160元
㊹紅蘿蔔汁斷食療法	李玉瓊編著	150元
㊺洗心術健康秘法	竺翠萍編譯	170元
㊻枇杷葉健康療法	柯素娥編譯	180元
㊼抗衰血癒	楊啟宏著	180元
㊽與癌搏鬥記	逸見政孝著	180元
㊾冬蟲夏草長生寶典	高橋義博著	170元
㊿痔瘡・大腸疾病先端療法	宮島伸宜著	180元
51膠布治癒頑固慢性病	加瀨建造著	180元
52芝麻神奇健康法	小林貞作著	170元
53香煙能防止癡呆？	高田明和著	180元
54穀菜食治癌療法	佐藤成志著	180元
55貼藥健康法	松原英多著	180元
56克服癌症調和道呼吸法	帶津良一著	180元
57Ｂ型肝炎預防與治療	野村喜重郎著	180元
58青春永駐養生導引術	早島正雄著	180元
59改變呼吸法創造健康	原久子著	180元
60荷爾蒙平衡養生秘訣	出村博著	180元
61水美肌健康法	井戶勝富著	170元
62認識食物掌握健康	廖梅珠編著	170元
63痛風劇痛消除法	鈴木吉彥著	180元
64酸莖菌驚人療效	上田明彥著	180元
65大豆卵磷脂治現代病	神津健一著	200元
66時辰療法——危險時刻凌晨4時	呂建強等著	180元
67自然治癒力提升法	帶津良一著	180元
68巧妙的氣保健法	藤平墨子著	180元
69治癒Ｃ型肝炎	熊田博光著	180元
70肝臟病預防與治療	劉名揚編著	180元

⑪腰痛平衡療法　荒井政信著　180元
⑫根治多汗症、狐臭　稻葉益巳著　220元
⑬40歲以後的骨質疏鬆症　沈永嘉譯　180元
⑭認識中藥　松下一成著　180元
⑮氣的科學　佐佐木茂美著　180元

・實用女性學講座・電腦編號 19

①解讀女性內心世界　島田一男著　150元
②塑造成熟的女性　島田一男著　150元
③女性整體裝扮學　黃靜香編著　180元
④女性應對禮儀　黃靜香編著　180元
⑤女性婚前必修　小野十傳著　200元
⑥徹底瞭解女人　田口二州著　180元
⑦拆穿女性謊言88招　島田一男著　200元

・校　園　系　列・電腦編號 20

①讀書集中術　多湖輝著　150元
②應考的訣竅　多湖輝著　150元
③輕鬆讀書贏得聯考　多湖輝著　150元
④讀書記憶秘訣　多湖輝著　150元
⑤視力恢復！超速讀術　江錦雲譯　180元
⑥讀書36計　黃柏松編著　180元
⑦驚人的速讀術　鐘文訓編著　170元
⑧學生課業輔導良方　多湖輝著　180元
⑨超速讀超記憶法　廖松濤編著　180元
⑩速算解題技巧　宋釗宜編著　200元

・實用心理學講座・電腦編號 21

①拆穿欺騙伎倆　多湖輝著　140元
②創造好構想　多湖輝著　140元
③面對面心理術　多湖輝著　160元
④偽裝心理術　多湖輝著　140元
⑤透視人性弱點　多湖輝著　140元
⑥自我表現術　多湖輝著　180元
⑦不可思議的人性心理　多湖輝著　150元
⑧催眠術入門　多湖輝著　150元
⑨責罵部屬的藝術　多湖輝著　150元
⑩精神力　多湖輝著　150元

⑪厚黑說服術　多湖輝著　150元
⑫集中力　多湖輝著　150元
⑬構想力　多湖輝著　150元
⑭深層心理術　多湖輝著　160元
⑮深層語言術　多湖輝著　160元
⑯深層說服術　多湖輝著　180元
⑰掌握潛在心理　多湖輝著　160元
⑱洞悉心理陷阱　多湖輝著　180元
⑲解讀金錢心理　多湖輝著　180元
⑳拆穿語言圈套　多湖輝著　180元
㉑語言的內心玄機　多湖輝著　180元

•超現實心理講座•電腦編號22

①超意識覺醒法　詹蔚芬編譯　130元
②護摩秘法與人生　劉名揚編譯　130元
③秘法！超級仙術入門　陸　明譯　150元
④給地球人的訊息　柯素娥編著　150元
⑤密教的神通力　劉名揚編著　130元
⑥神秘奇妙的世界　平川陽一著　180元
⑦地球文明的超革命　吳秋嬌譯　200元
⑧力量石的秘密　吳秋嬌譯　180元
⑨超能力的靈異世界　馬小莉譯　200元
⑩逃離地球毀滅的命運　吳秋嬌譯　200元
⑪宇宙與地球終結之謎　南山宏著　200元
⑫驚世奇功揭秘　傅起鳳著　200元
⑬啟發身心潛力心象訓練法　栗田昌裕著　180元
⑭仙道術遁甲法　高藤聰一郎著　220元
⑮神通力的秘密　中岡俊哉著　180元
⑯仙人成仙術　高藤聰一郎著　200元
⑰仙道符咒氣功法　高藤聰一郎著　220元
⑱仙道風水術尋龍法　高藤聰一郎著　200元
⑲仙道奇蹟超幻像　高藤聰一郎著　200元
⑳仙道鍊金術房中法　高藤聰一郎著　200元
㉑奇蹟超醫療治癒難病　深野一幸著　220元
㉒揭開月球的神秘力量　超科學研究會　180元
㉓西藏密教奧義　高藤聰一郎著　250元

•養 生 保 健•電腦編號23

①醫療養生氣功　黃孝寬著　250元

②中國氣功圖譜	余功保著	230元
③少林醫療氣功精粹	井玉蘭著	250元
④龍形實用氣功	吳大才等著	220元
⑤魚戲增視強身氣功	宮 嬰著	220元
⑥嚴新氣功	前新培金著	250元
⑦道家玄牝氣功	張 章著	200元
⑧仙家秘傳袪病功	李遠國著	160元
⑨少林十大健身功	秦慶豐著	180元
⑩中國自控氣功	張明武著	250元
⑪醫療防癌氣功	黃孝寬著	250元
⑫醫療強身氣功	黃孝寬著	250元
⑬醫療點穴氣功	黃孝寬著	250元
⑭中國八卦如意功	趙維漢著	180元
⑮正宗馬禮堂養氣功	馬禮堂著	420元
⑯秘傳道家筋經內丹功	王慶餘著	280元
⑰三元開慧功	辛桂林著	250元
⑱防癌治癌新氣功	郭 林著	180元
⑲禪定與佛家氣功修煉	劉天君著	200元
⑳顛倒之術	梅自強著	360元
㉑簡明氣功辭典	吳家駿編	360元
㉒八卦三合功	張全亮著	230元

・社會人智囊・電腦編號 24

①糾紛談判術	清水增三著	160元
②創造關鍵術	淺野八郎著	150元
③觀人術	淺野八郎著	180元
④應急詭辯術	廖英迪編著	160元
⑤天才家學習術	木原武一著	160元
⑥猫型狗式鑑人術	淺野八郎著	180元
⑦逆轉運掌握術	淺野八郎著	180元
⑧人際圓融術	澀谷昌三著	160元
⑨解讀人心術	淺野八郎著	180元
⑩與上司水乳交融術	秋元隆司著	180元
⑪男女心態定律	小田晉著	180元
⑫幽默說話術	林振輝編著	200元
⑬人能信賴幾分	淺野八郎著	180元
⑭我一定能成功	李玉瓊譯	180元
⑮獻給青年的嘉言	陳蒼杰譯	180元
⑯知人、知面、知其心	林振輝編著	180元
⑰塑造堅強的個性	坂上肇著	180元

⑱爲自己而活	佐藤綾子著	180元
⑲未來十年與愉快生活有約	船井幸雄著	180元
⑳超級銷售話術	杜秀卿譯	180元
㉑感性培育術	黃靜香編著	180元
㉒公司新鮮人的禮儀規範	蔡媛惠譯	180元
㉓傑出職員鍛鍊術	佐佐木正著	180元
㉔面談獲勝戰略	李芳黛譯	180元
㉕金玉良言撼人心	森純大著	180元
㉖男女幽默趣典	劉華亭編著	180元
㉗機智說話術	劉華亭編著	180元
㉘心理諮商室	柯素娥譯	180元
㉙如何在公司頭角崢嶸	佐佐木正著	180元
㉚機智應對術	李玉瓊編著	200元

•精 選 系 列• 電腦編號25

①毛澤東與鄧小平	渡邊利夫等著	280元
②中國大崩裂	江戶介雄著	180元
③台灣・亞洲奇蹟	上村幸治著	220元
④7-ELEVEN高盈收策略	國友隆一著	180元
⑤台灣獨立	森　詠著	200元
⑥迷失中國的末路	江戶雄介著	220元
⑦2000年5月全世界毀滅	紫藤甲子男著	180元
⑧失去鄧小平的中國	小島朋之著	220元

•運 動 遊 戲• 電腦編號26

①雙人運動	李玉瓊譯	160元
②愉快的跳繩運動	廖玉山譯	180元
③運動會項目精選	王佑京譯	150元
④肋木運動	廖玉山譯	150元
⑤測力運動	王佑宗譯	150元

•休 閒 娛 樂• 電腦編號27

①海水魚飼養法	田中智浩著	300元
②金魚飼養法	曾雪玫譯	250元
③熱門海水魚	毛利匡明著	元
④愛犬的教養與訓練	池田好雄著	250元

•銀髮族智慧學• 電腦編號 28

①銀髮六十樂逍遙	多湖輝著	170元
②人生六十反年輕	多湖輝著	170元
③六十歲的決斷	多湖輝著	170元

•飲 食 保 健• 電腦編號 29

①自己製作健康茶	大海淳著	220元
②好吃、具藥效茶料理	德永睦子著	220元
③改善慢性病健康藥草茶	吳秋嬌譯	200元
④藥酒與健康果菜汁	成玉編著	250元

•家庭醫學保健• 電腦編號 30

①女性醫學大全	雨森良彥著	380元
②初爲人父育兒寶典	小瀧周曹著	220元
③性活力強健法	相建華著	200元
④30歲以上的懷孕與生產	李芳黛編著	220元
⑤舒適的女性更年期	野末悅子著	200元
⑥夫妻前戲的技巧	笠井寬司著	200元
⑦病理足穴按摩	金慧明著	220元
⑧爸爸的更年期	河野孝旺著	200元
⑨橡皮帶健康法	山田晶著	200元
⑩33天健美減肥	相建華等著	180元
⑪男性健美入門	孫玉祿編著	180元

•心 靈 雅 集• 電腦編號 00

①禪言佛語看人生	松濤弘道著	180元
②禪密教的奧秘	葉逯謙譯	120元
③觀音大法力	田口日勝著	120元
④觀音法力的大功德	田口日勝著	120元
⑤達摩禪106智慧	劉華亭編譯	220元
⑥有趣的佛教研究	葉逯謙編譯	170元
⑦夢的開運法	蕭京凌譯	130元
⑧禪學智慧	柯素娥編譯	130元
⑨女性佛教入門	許俐萍譯	110元
⑩佛像小百科	心靈雅集編譯組	130元
⑪佛教小百科趣談	心靈雅集編譯組	120元

⑫佛教小百科漫談	心靈雅集編譯組	150元
⑬佛教知識小百科	心靈雅集編譯組	150元
⑭佛學名言智慧	松濤弘道著	220元
⑮釋迦名言智慧	松濤弘道著	220元
⑯活人禪	平田精耕著	120元
⑰坐禪入門	柯素娥編譯	150元
⑱現代禪悟	柯素娥編譯	130元
⑲道元禪師語錄	心靈雅集編譯組	130元
⑳佛學經典指南	心靈雅集編譯組	130元
㉑何謂「生」　阿含經	心靈雅集編譯組	150元
㉒一切皆空　般若心經	心靈雅集編譯組	150元
㉓超越迷惘　法句經	心靈雅集編譯組	130元
㉔開拓宇宙觀　華嚴經	心靈雅集編譯組	130元
㉕真實之道　法華經	心靈雅集編譯組	130元
㉖自由自在　涅槃經	心靈雅集編譯組	130元
㉗沈默的教示　維摩經	心靈雅集編譯組	150元
㉘開通心眼　佛語佛戒	心靈雅集編譯組	130元
㉙揭秘寶庫　密教經典	心靈雅集編譯組	180元
㉚坐禪與養生	廖松濤譯	110元
㉛釋尊十戒	柯素娥編譯	120元
㉜佛法與神通	劉欣如編著	120元
㉝悟（正法眼藏的世界）	柯素娥編譯	120元
㉞只管打坐	劉欣如編著	120元
㉟喬答摩・佛陀傳	劉欣如編著	120元
㊱唐玄奘留學記	劉欣如編著	120元
㊲佛教的人生觀	劉欣如編譯	110元
㊳無門關（上卷）	心靈雅集編譯組	150元
㊴無門關（下卷）	心靈雅集編譯組	150元
㊵業的思想	劉欣如編著	130元
㊶佛法難學嗎	劉欣如著	140元
㊷佛法實用嗎	劉欣如著	140元
㊸佛法殊勝嗎	劉欣如著	140元
㊹因果報應法則	李常傳編	140元
㊺佛教醫學的奧秘	劉欣如編著	150元
㊻紅塵絕唱	海　若著	130元
㊼佛教生活風情	洪丕謨、姜玉珍著	220元
㊽行住坐臥有佛法	劉欣如著	160元
㊾起心動念是佛法	劉欣如著	160元
㊿四字禪語	曹洞宗青年會	200元
(51)妙法蓮華經	劉欣如編著	160元
(52)根本佛教與大乘佛教	葉作森編	180元

㊸大乘佛經　定方晟著　180元
㊹須彌山與極樂世界　定方晟著　180元
㊺阿闍世的悟道　定方晟著　180元
㊻金剛經的生活智慧　劉欣如著　180元

・經　營　管　理・電腦編號 01

◎創新經營六十六大計（精）　蔡弘文編　780元
①如何獲取生意情報　蘇燕謀譯　110元
②經濟常識問答　蘇燕謀譯　130元
④台灣商戰風雲錄　陳中雄著　120元
⑤推銷大王秘錄　原一平著　180元
⑥新創意・賺大錢　王家成譯　90元
⑦工廠管理新手法　琪　輝著　120元
⑨經營參謀　柯順隆譯　120元
⑩美國實業24小時　柯順隆譯　80元
⑪撼動人心的推銷法　原一平著　150元
⑫高竿經營法　蔡弘文編　120元
⑬如何掌握顧客　柯順隆譯　150元
⑭一等一賺錢策略　蔡弘文編　120元
⑯成功經營妙方　鐘文訓著　120元
⑰一流的管理　蔡弘文編　150元
⑱外國人看中韓經濟　劉華亭譯　150元
⑳突破商場人際學　林振輝編著　90元
㉑無中生有術　琪輝編著　140元
㉒如何使女人打開錢包　林振輝編著　100元
㉓操縱上司術　邑井操著　90元
㉔小公司經營策略　王嘉誠著　160元
㉕成功的會議技巧　鐘文訓編譯　100元
㉖新時代老闆學　黃柏松編著　100元
㉗如何創造商場智囊團　林振輝編譯　150元
㉘十分鐘推銷術　林振輝編譯　180元
㉙五分鐘育才　黃柏松編譯　100元
㉚成功商場戰術　陸明編譯　100元
㉛商場談話技巧　劉華亭編譯　120元
㉜企業帝王學　鐘文訓譯　90元
㉝自我經濟學　廖松濤編譯　100元
㉞一流的經營　陶田生編著　120元
㉟女性職員管理術　王昭國編譯　120元
㊱ＩＢＭ的人事管理　鐘文訓編譯　150元
㊲現代電腦常識　王昭國編譯　150元

㊳電腦管理的危機	鐘文訓編譯	120元
㊴如何發揮廣告效果	王昭國編譯	150元
㊵最新管理技巧	王昭國編譯	150元
㊶一流推銷術	廖松濤編譯	150元
㊷包裝與促銷技巧	王昭國編譯	130元
㊸企業王國指揮塔	松下幸之助著	120元
㊹企業精銳兵團	松下幸之助著	120元
㊺企業人事管理	松下幸之助著	100元
㊻華僑經商致富術	廖松濤編譯	130元
㊼豐田式銷售技巧	廖松濤編譯	180元
㊽如何掌握銷售技巧	王昭國編著	130元
㊿洞燭機先的經營	鐘文訓編譯	150元
52新世紀的服務業	鐘文訓編譯	100元
53成功的領導者	廖松濤編譯	120元
54女推銷員成功術	李玉瓊編譯	130元
55ＩＢＭ人才培育術	鐘文訓編譯	100元
56企業人自我突破法	黃琪輝編著	150元
58財富開發術	蔡弘文編著	130元
59成功的店舖設計	鐘文訓編著	150元
61企管回春法	蔡弘文編著	130元
62小企業經營指南	鐘文訓編譯	100元
63商場致勝名言	鐘文訓編譯	150元
64迎接商業新時代	廖松濤編譯	100元
66新手股票投資入門	何朝乾 編	200元
67上揚股與下跌股	何朝乾編譯	180元
68股票速成學	何朝乾編譯	200元
69理財與股票投資策略	黃俊豪編著	180元
70黃金投資策略	黃俊豪編著	180元
71厚黑管理學	廖松濤編譯	180元
72股市致勝格言	呂梅莎編譯	180元
73透視西武集團	林谷燁編譯	150元
76巡迴行銷術	陳蒼杰譯	150元
77推銷的魔術	王嘉誠譯	120元
7860秒指導部屬	周蓮芬編譯	150元
79精銳女推銷員特訓	李玉瓊編譯	130元
80企劃、提案、報告圖表的技巧	鄭 汶 譯	180元
81海外不動產投資	許達守編譯	150元
82八百伴的世界策略	李玉瓊譯	150元
83服務業品質管理	吳宜芬譯	180元
84零庫存銷售	黃東謙編譯	150元
85三分鐘推銷管理	劉名揚編譯	150元

⑯推銷大王奮鬥史　原一平著　150元
⑰豐田汽車的生產管理　林谷燁編譯　150元

・成功寶庫・電腦編號02

①上班族交際術　江森滋著　100元
②拍馬屁訣竅　廖玉山編譯　110元
④聽話的藝術　歐陽輝編譯　110元
⑨求職轉業成功術　陳　義編著　110元
⑩上班族禮儀　廖玉山編著　120元
⑪接近心理學　李玉瓊編著　100元
⑫創造自信的新人生　廖松濤編著　120元
⑭上班族如何出人頭地　廖松濤編著　100元
⑮神奇瞬間瞑想法　廖松濤編譯　100元
⑯人生成功之鑰　楊意苓編著　150元
⑲給企業人的諍言　鐘文訓編著　120元
⑳企業家自律訓練法　陳　義編譯　100元
㉑上班族妖怪學　廖松濤編著　100元
㉒猶太人縱橫世界的奇蹟　孟佑政編著　110元
㉓訪問推銷術　黃静香編著　130元
㉕你是上班族中強者　嚴思圖編著　100元
㉖向失敗挑戰　黃静香編著　100元
㉚成功頓悟100則　蕭京凌編譯　130元
㉛掌握好運100則　蕭京凌編譯　110元
㉜知性幽默　李玉瓊編譯　130元
㉝熟記對方絕招　黃静香編譯　100元
㉞男性成功秘訣　陳蒼杰編譯　130元
㊱業務員成功秘方　李玉瓊編著　120元
㊲察言觀色的技巧　劉華亭編著　180元
㊳一流領導力　施義彥編譯　120元
㊴一流說服力　李玉瓊編著　130元
㊵30秒鐘推銷術　廖松濤編譯　150元
㊶猶太成功商法　周蓮芬編譯　120元
㊷尖端時代行銷策略　陳蒼杰編著　100元
㊸顧客管理學　廖松濤編著　100元
㊹如何使對方說Yes　程　羲編著　150元
㊺如何提高工作效率　劉華亭編著　150元
㊼上班族口才學　楊鴻儒譯　120元
㊽上班族新鮮人須知　程　羲編著　120元
㊾如何左右逢源　程　羲編著　130元
㊿語言的心理戰　多湖輝著　130元

(51)扣人心弦演說術	劉名揚編著	120元
(53)如何增進記憶力、集中力	廖松濤譯	130元
(55)性惡企業管理學	陳蒼杰譯	130元
(56)自我啟發200招	楊鴻儒編著	150元
(57)做個傑出女職員	劉名揚編著	130元
(58)靈活的集團營運術	楊鴻儒編著	120元
(60)個案研究活用法	楊鴻儒編著	130元
(61)企業教育訓練遊戲	楊鴻儒編著	120元
(62)管理者的智慧	程　義編譯	130元
(63)做個佼佼管理者	馬筱莉編譯	130元
(64)智慧型說話技巧	沈永嘉編譯	130元
(66)活用佛學於經營	松濤弘道著	150元
(67)活用禪學於企業	柯素娥編譯	130元
(68)詭辯的智慧	沈永嘉編譯	150元
(69)幽默詭辯術	廖玉山編譯	150元
(70)拿破崙智慧箴言	柯素娥編譯	130元
(71)自我培育·超越	蕭京凌編譯	150元
(74)時間即一切	沈永嘉編譯	130元
(75)自我脫胎換骨	柯素娥譯	150元
(76)贏在起跑點—人才培育鐵則	楊鴻儒編譯	150元
(77)做一枚活棋	李玉瓊編譯	130元
(78)面試成功戰略	柯素娥編譯	130元
(79)自我介紹與社交禮儀	柯素娥編譯	150元
(80)說NO的技巧	廖玉山編譯	130元
(81)瞬間攻破心防法	廖玉山編譯	120元
(82)改變一生的名言	李玉瓊編譯	130元
(83)性格性向創前程	楊鴻儒編譯	130元
(84)訪問行銷新竅門	廖玉山編譯	150元
(85)無所不達的推銷話術	李玉瓊編譯	150元

·處 世 智 慧· 電腦編號 03

①如何改變你自己	陸明編譯	120元
⑥靈感成功術	譚繼山編譯	80元
⑧扭轉一生的五分鐘	黃柏松編譯	100元
⑩現代人的詭計	林振輝譯	100元
⑫如何利用你的時間	蘇遠謀譯	80元
⑬口才必勝術	黃柏松編譯	120元
⑭女性的智慧	譚繼山編譯	90元
⑮如何突破孤獨	張文志編譯	80元
⑯人生的體驗	陸明編譯	80元

⑰微笑社交術	張芳明譯	90元
⑱幽默吹牛術	金子登著	90元
⑲攻心說服術	多湖輝著	100元
⑳當機立斷	陸明編譯	70元
㉑勝利者的戰略	宋恩臨編譯	80元
㉒如何交朋友	安紀芳編著	70元
㉓鬥智奇謀（諸葛孔明兵法）	陳炳崑著	70元
㉔慧心良言	亦　奇著	80元
㉕名家慧語	蔡逸鴻主編	90元
㉗稱霸者啟示金言	黃柏松編譯	90元
㉘如何發揮你的潛能	陸明編譯	90元
㉙女人身態語言學	李常傳譯	130元
㉚摸透女人心	張文志譯	90元
㉛現代戀愛秘訣	王家成譯	70元
㉜給女人的悄悄話	妮倩編譯	90元
㉞如何開拓快樂人生	陸明編譯	90元
㉟驚人時間活用法	鐘文訓譯	80元
㊱成功的捷徑	鐘文訓譯	70元
㊲幽默逗笑術	林振輝著	120元
㊳活用血型讀書法	陳炳崑譯	80元
㊴心　燈	葉于模著	100元
㊵當心受騙	林顯茂譯	90元
㊶心・體・命運	蘇燕謀譯	70元
㊷如何使頭腦更敏銳	陸明編譯	70元
㊸宮本武藏五輪書金言錄	宮本武藏著	100元
㊺勇者的智慧	黃柏松編譯	80元
㊼成熟的愛	林振輝譯	120元
㊽現代女性駕馭術	蔡德華著	90元
㊾禁忌遊戲	酒井潔著	90元
㊾摸透男人心	劉華亭編譯	80元
㊾如何達成願望	謝世輝著	90元
㊾創造奇蹟的「想念法」	謝世輝著	90元
㊾創造成功奇蹟	謝世輝著	90元
㊾幻想與成功	廖松濤譯	80元
㊾反派角色的啟示	廖松濤編譯	70元
㊾現代女性須知	劉華亭編著	75元
㊾如何突破內向	姜倩怡編譯	110元
㊾讀心術入門	王家成編譯	100元
㊾如何解除內心壓力	林美羽編著	110元
㊾取信於人的技巧	多湖輝著	110元
㊾如何培養堅強的自我	林美羽編著	90元

㊽自我能力的開拓	卓一凡編著	110元
⑰縱橫交涉術	嚴思圖編著	90元
⑪如何培養妳的魅力	劉文珊編著	90元
⑫魅力的力量	姜倩怡編著	90元
⑮個性膽怯者的成功術	廖松濤編譯	100元
⑯人性的光輝	文可式編著	90元
⑲培養靈敏頭腦秘訣	廖玉山編著	90元
⑳夜晚心理術	鄭秀美編譯	80元
㉑如何做個成熟的女性	李玉瓊編著	80元
㉒現代女性成功術	劉文珊編著	90元
㉓成功說話技巧	梁惠珠編譯	100元
㉔人生的真諦	鐘文訓編譯	100元
㉕妳是人見人愛的女孩	廖松濤編著	120元
㉗指尖・頭腦體操	蕭京凌編譯	90元
㉘電話應對禮儀	蕭京凌編著	120元
㉙自我表現的威力	廖松濤編譯	100元
㉚名人名語啟示錄	喬家楓編著	100元
㉛男與女的哲思	程鐘梅編譯	110元
㉜靈思慧語	牧 風著	110元
㉝心靈夜語	牧 風著	100元
㉞激盪腦力訓練	廖松濤編譯	100元
㉟三分鐘頭腦活性法	廖玉山編譯	110元
㊱星期一的智慧	廖玉山編譯	100元
㊲溝通說服術	賴文琇編譯	100元

・健康與美容・電腦編號 04

③媚酒傳（中國王朝秘酒）	陸明主編	120元
⑤中國回春健康術	蔡一藩著	100元
⑥奇蹟的斷食療法	蘇燕謀譯	130元
⑧健美食物法	陳炳崑譯	120元
⑨驚異的漢方療法	唐龍編著	90元
⑩不老強精食	唐龍編著	100元
⑫五分鐘跳繩健身法	蘇明達譯	100元
⑬睡眠健康法	王家成譯	80元
⑭你就是名醫	張芳明譯	90元
⑮如何保護你的眼睛	蘇燕謀譯	70元
⑲釋迦長壽健康法	譚繼山譯	90元
⑳腳部按摩健康法	譚繼山譯	120元
㉑自律健康法	蘇明達譯	90元
㉓身心保健座右銘	張仁福著	160元

㉔腦中風家庭看護與運動治療	林振輝譯	100元
㉕秘傳醫學人相術	成玉主編	120元
㉖導引術入門(1)治療慢性病	成玉主編	110元
㉗導引術入門(2)健康・美容	成玉主編	110元
㉘導引術入門(3)身心健康法	成玉主編	110元
㉙妙用靈藥・蘆薈	李常傳譯	150元
㉚萬病回春百科	吳通華著	150元
㉛初次懷孕的10個月	成玉編譯	130元
㉜中國秘傳氣功治百病	陳炳崑編譯	130元
㉟仙人長生不老學	陸明編譯	100元
㊱釋迦秘傳米粒刺激法	鐘文訓譯	120元
㊲痔・治療與預防	陸明編譯	130元
㊳自我防身絕技	陳炳崑編譯	120元
㊴運動不足時疲勞消除法	廖松濤譯	110元
㊵三溫暖健康法	鐘文訓編譯	90元
㊸維他命與健康	鐘文訓譯	150元
㊺森林浴—綠的健康法	劉華亭編譯	80元
㊼導引術入門(4)酒浴健康法	成玉主編	90元
㊽導引術入門(5)不老回春法	成玉主編	90元
㊾山白竹（劍竹）健康法	鐘文訓譯	90元
㊿解救你的心臟	鐘文訓編譯	100元
51牙齒保健法	廖玉山譯	90元
52超人氣功法	陸明編譯	110元
54借力的奇蹟(1)	力拔山著	100元
55借力的奇蹟(2)	力拔山著	100元
56五分鐘小睡健康法	呂添發撰	120元
57禿髮、白髮預防與治療	陳炳崑撰	120元
59艾草健康法	張汝明編譯	90元
60一分鐘健康診斷	蕭京凌編譯	90元
61念術入門	黃靜香編譯	90元
62念術健康法	黃靜香編譯	90元
63健身回春法	梁惠珠編譯	100元
64姿勢養生法	黃秀娟編譯	90元
65仙人瞑想法	鐘文訓譯	120元
66人蔘的神效	林慶旺譯	100元
67奇穴治百病	吳通華著	120元
68中國傳統健康法	靳海東著	100元
71酵素健康法	楊　皓編譯	120元
73腰痛預防與治療	五味雅吉著	130元
74如何預防心臟病・腦中風	譚定長等著	100元
75少女的生理秘密	蕭京凌譯	120元

⑯頭部按摩與針灸	楊鴻儒譯	100元
⑰雙極療術入門	林聖道著	100元
⑱氣功自療法	梁景蓮著	120元
⑲大蒜健康法	李玉瓊編譯	100元
⑧健胸美容秘訣	黃靜香譯	120元
⑧鍺奇蹟療效	林宏儒譯	120元
⑧三分鐘健身運動	廖玉山譯	120元
⑧尿療法的奇蹟	廖玉山譯	120元
⑧神奇的聚積療法	廖玉山譯	120元
⑧預防運動傷害伸展體操	楊鴻儒編譯	120元
⑧五日就能改變你	柯素娥譯	110元
⑧三分鐘氣功健康法	陳美華譯	120元
⑨道家氣功術	早島正雄著	130元
⑨氣功減肥術	早島正雄著	120元
⑨超能力氣功法	柯素娥譯	130元
⑨氣的瞑想法	早島正雄著	120元

・家 庭 ／ 生 活・電腦編號05

①單身女郎生活經驗談	廖玉山編著	100元
②血型・人際關係	黃靜編著	120元
③血型・妻子	黃靜編著	110元
④血型・丈夫	廖玉山編譯	130元
⑤血型・升學考試	沈永嘉編譯	120元
⑥血型・臉型・愛情	鐘文訓編譯	120元
⑦現代社交須知	廖松濤編譯	100元
⑧簡易家庭按摩	鐘文訓編譯	150元
⑨圖解家庭看護	廖玉山編譯	120元
⑩生男育女隨心所欲	岡正基編著	160元
⑪家庭急救治療法	鐘文訓編著	100元
⑫新孕婦體操	林曉鐘譯	120元
⑬從食物改變個性	廖玉山編譯	100元
⑭藥草的自然療法	東城百合子著	200元
⑮糙米菜食與健康料理	東城百合子著	180元
⑯現代人的婚姻危機	黃 靜編著	90元
⑰親子遊戲 0歲	林慶旺編譯	100元
⑱親子遊戲 1～2歲	林慶旺編譯	110元
⑲親子遊戲 3歲	林慶旺編譯	100元
⑳女性醫學新知	林曉鐘編譯	130元
㉑媽媽與嬰兒	張汝明編譯	180元
㉒生活智慧百科	黃 靜編譯	100元

國家圖書館出版品預行編目資料

病理足穴按摩／金慧明著；
——初版——臺北市，大展，民86
面；　公分——（家庭醫學保健；7）
ISBN 957-557-703-5（平裝）

1. 按摩　2. 經穴

413.92　　　　86004097

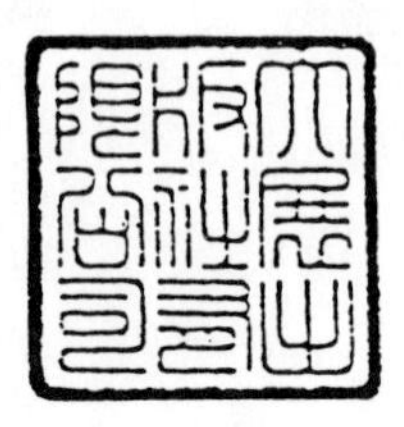

行政院新聞局局版臺字第 100868 號核准
北京人民體育出版社授權中文繁體字版

ISBN 957-557-703-5

病理足穴按摩

著　　者／金　慧　明
發 行 人／蔡　森　明
出 版 者／大展出版社有限公司
社　　址／台北市北投區（石牌）致遠一路二段12巷1號
電　　話／(02) 8236031・8236033
傳　　眞／(02) 8272069
郵政劃撥／0166955－1
登 記 證／局版臺業字第2171號
承 印 者／國順圖書印刷公司
裝　　訂／嶸興裝訂有限公司
排 版 者／千兵企業有限公司
電　　話／(02) 8812643
初版1刷／1997年（民86年） 6月

定　　價／220元